喜樂的心乃是良藥；憂傷的靈使骨枯乾。

箴言 17 章 22 節

A merry heart doeth good like a medicine :
but a broken spirit drieth the bones.

Proverbs 17 : 22

鳴謝

郭鍾寶芬慈善基金
Kwok Chung Bo Fun Charitable Fund

2019冠狀病毒病醫案選粹

呂愛平　卞兆祥　彭　波 ——— 主編

中華書局

責任編輯：郭子晴
封面設計：簡雋盈
排　　版：時　潔
印　　務：劉漢舉

浸大中醫醫案系列

2019冠狀病毒病醫案選粹

□
主編
呂愛平　卞兆祥　彭　波
□
出版
中華書局（香港）有限公司
香港北角英皇道499號北角工業大廈1樓B
電話：(852)2137 2338傳真：(852)2713 8202
電子郵件：Info@chunghwabook.com.hk
網址：http://www.chunghwabook.com.hk
□
發行
香港聯合書刊物流有限公司
香港新界荃灣德士古道220-248號　荃灣工業中心16樓
電話：(852)2150 2100傳真：(852)2407 3062
電子郵件：info@suplogistics.com.hk
□
印刷
美雅印刷製本有限公司
香港觀塘榮業街6號海濱工業大廈4樓A室
□
版次
2023年10月初版
© 2023中華書局（香港）有限公司
□
規格
特16開（240mm x 170mm）
□
ISBN：978-988-8860-20-3

目　錄

序　　　　　　　　　　　　　　　　　　　　　　　　　　　　IX

編者的話　　　　　　　　　　　　　　　　　　　　　　　　　X

第一章　浸大中醫抗疫遠程醫療中心醫案

醫案 1　　　　　　　　　　　　　　　　　　　　　　　　002

醫案 2　　　　　　　　　　　　　　　　　　　　　　　　005

醫案 3　　　　　　　　　　　　　　　　　　　　　　　　009

醫案 4　　　　　　　　　　　　　　　　　　　　　　　　011

醫案 5　　　　　　　　　　　　　　　　　　　　　　　　013

醫案 6　　　　　　　　　　　　　　　　　　　　　　　　015

醫案 7　　　　　　　　　　　　　　　　　　　　　　　　016

醫案 8　　　　　　　　　　　　　　　　　　　　　　　　017

醫案 9　　　　　　　　　　　　　　　　　　　　　　　　018

醫案 10　　　　　　　　　　　　　　　　　　　　　　　019

醫案 11　　　　　　　　　　　　　　　　　　　　　　　020

醫案 12　　　　　　　　　　　　　　　　　　　　　　　021

醫案 13　　　　　　　　　　　　　　　　　　　　　　　022

第二章　啟德暫託中心醫案

第一節　病房醫案　　　　　　　　　　　　　　　　　026

醫案 1　啟德第一醫案　　　　　　　　　　　　　　　　026

醫案 2　急救第一處方醫案　　　　　　　　　　　　　　029

醫案 3　四肢俱冷醫案　　　　　　　　　　　　　　　　032

醫案 4　共病醫案　　　　　　　　　　　　　　　　　　036

醫案 5　大複方醫案　　　　　　　　　　　　　　　　　039

醫案 6　老年衰弱醫案　　　　　　　　　　　　　　　　042

醫案 7　推拿醫案　　　　　　　　　　　　　　　　　　044

醫案 8　中醫外治法醫案　　　　　　　　　　　　　　　046

醫案 9　百歲老人醫案　　　　　　　　　　　　　　　　049

醫案 10　溫陽通便法醫案　　　　　　　　　　　　　　053

醫案 11　蒿芩枇杷湯醫案　　　　　　　　　　　　　　056

第二節　新冠 2 版方案治療醫案　　060

醫案 12　濕毒鬱肺困脾證（邪犯太陰）　060

醫案 13　疫毒閉肺，痰熱內結醫案　062

醫案 14　風熱夾濕毒犯肺證醫案　064

醫案 15　肺氣不宣，濕濁內阻證醫案　066

醫案 16　肺陰虧虛證醫案　067

醫案 17　康復方醫案　070

第三節　常見病（老年綜合症）醫案　072

醫案 18　老年便秘醫案　072

醫案 19　老年厭食醫案　075

醫案 20　老年瘙癢症醫案　078

醫案 21　失智醫案　081

醫案 22　抑鬱症醫案　084

醫案 23　精神分裂症醫案　087

醫案 24　壓瘡醫案　091

醫案 25　老年腹瀉醫案　094

醫案 26　老年尿路感染醫案　097

第四節　典型症狀醫案　100

醫案 27　肌膚甲錯醫案　100

醫案 28　肢體麻木醫案　103

醫案 29　雙膝腫痛痛風醫案　106

醫案 30　發熱惡寒醫案　109

醫案 31　反覆發熱醫案　112

醫案 32　全身穴位經絡操醫案　118

醫案 33　胃痞醫案　122

醫案 34　咽痛醫案　125

醫案 35　老年頸痹醫案　129

醫案 36　膝痹內外用藥病案　134

醫案 37　辨病辨證結合病案　138

醫案 38　腹部推拿通大便病案　142

醫案 39　新型冠狀病毒感染的六經傳變實例　144

醫案 40　領悟醫案　148

醫案 41　雙下肢靜脈曲張醫案　150

第五節　轉院醫案　　　　　　　　　　　　　　　　　153

　　醫案 42　老年食物哽塞醫案　　　　　　　　　　153

　　醫案 43　深部靜脈血栓醫案　　　　　　　　　　157

　　醫案 44　急性尿瀦留醫案　　　　　　　　　　　161

　　醫案 45　老年外傷醫案　　　　　　　　　　　　165

　　醫案 46　老年低血糖醫案　　　　　　　　　　　170

　　醫案 47　血氧飽和度降低醫案　　　　　　　　　174

　　醫案 48　誤吸醫案　　　　　　　　　　　　　　177

　　醫案 49　咳血醫案　　　　　　　　　　　　　　180

第三章　浸大啟德病區總結

第一節　病區概述　　　　　　　　　　　　　　　　184

第二節　患者轉院原因　　　　　　　　　　　　　　187

第三節　患者西醫診斷病名列表　　　　　　　　　　189

第四節　患者未服中藥原因　　　　　　　　　　　　201

第五節　患者所用西藥列表　　　　　　　　　　　　202

第六節　常用西藥基本說明　　　　　　　　　　　　206

第七節　中藥與西藥並用禁忌表　　　　　　　　　　216

第八節　中醫和西醫協作　　　　　　　　　　　　　220

第四章　浸大中醫抗疫診療系統介紹

第一節　浸大中醫遠程醫療中心門診系統　　　　　　227

第二節　浸大啟德暫託中心住院系統　　　　　　　　241

附　錄　香港新型冠狀病毒感染中醫診療方案

第一節　香港新型冠狀病毒感染輕、中型中醫診療方案　250

第二節　香港新型冠狀病毒感染中醫診療方案　　　　258

第三節　香港新型冠狀病毒病中醫診療方案形成及修訂說明　265

香港新型冠狀病毒肺炎中醫藥指導委員會名單　　　267

香港浸會大學中醫抗疫醫療組　　　　　　　　　　267

參考文獻　　　　　　　　　　　　　　　　　　　268

編輯委員會

序

　　香港浸會大學（浸大）一直在推進中醫藥教育、研究及醫療服務等方面不遺餘力。浸大早在 1999 年成立中醫藥學院，是首間由大學教育資助委員會（教資會）資助開辦中醫及中藥本科課程的高等院校。浸大致力開辦優質的中醫藥課程、從事高端的研究和技術開發工作、提供高水平的中醫醫療服務，並積極推動中醫藥標準化、現代化和國際化。

　　中醫藥在 2019 冠狀病毒病的預防、治療和康復方面已經獲得臨床驗證。面對 2022 年初香港遭受的第五波疫情，浸大迅速組織了中醫抗疫醫療隊，全力參與 2019 冠狀病毒病的防治工作，為社區提供全面支援。浸大推出了「2019 冠狀病毒感染人士免費網上診症服務」，為在社區接受隔離且無危急病情的患者提供免費的諮詢、診症和送藥到家服務。浸大亦在兩星期內設立了「浸大中醫抗疫遠程醫療中心」，集中處理預約、應診和送藥安排。在騰訊公益慈善基金會的慷慨支持下，我們的中醫團隊在香港第五波疫情期間為超過 41,000 名新冠病人、密切接觸者和照顧者提供服務。

　　隨後，浸大於 2022 年 3 月 30 日獲政府社會福利署委任為啟德暫託中心的營運機構之一，派出中醫師隊伍為入住的 2019 冠狀病毒病輕症長者提供以中醫為主的治療服務。中醫師隊伍與駐場的西醫和藥劑師，以及來自內地的健康護理員共同照顧長者的其他醫療和藥物需求。

　　有關經驗對於浸大於 2025 年營運本港首間中醫醫院，提供了寶貴的參考。浸大中醫師隊伍亦從中積累了豐富的治療 2019 冠狀病毒病經驗和醫案。因此我們出版本書，藉着集結和分享相關醫案，讓後學可以從中汲取精華，貫通所學的知識，探尋臨床診治的規律；而同道也可以加以發揮，運用於自己的臨床實踐，提高 2019 冠狀病毒病的療效。

　　郭鍾寶芬慈善基金一直支持浸大中醫藥學院的發展。在基金慷慨支持下，我們出版《浸大中醫醫案系列》，把醫師們的診治經驗傳承下去，冀與同道交流，啟迪後學，為推動香港中醫藥發展出力。

　　希望通過本書，能夠讓更多人了解中醫的獨特價值，加強中醫與現代醫學的交流與合作，共同應對全球面臨的健康挑戰。願中醫的智慧和傳統與現代醫學相得益彰，共同為人類的健康福祉貢獻力量！

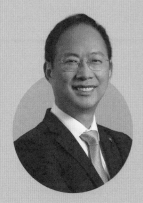

香港浸會大學校長
光子學講座教授
衞炳江教授

編者的話

突如其來的香港第五波新型冠狀病毒，來勢洶湧，確診感染人數居高不下，浸大中醫有幸與政府和 NGO 一道，在啟德郵輪碼頭，為來自社區、醫院管理局所屬公立醫院及老人院的長者服務，確是一個難得的經歷。

香港浸會大學啟德暫託中心由社會福利署統籌，我們從 3 月 3 日接到任務，3 月 21 日開始裝修，3 月 31 日正式開始接收病人，5 月 27 日全面結束相關的工作。在這個過程中，我們十分感謝社署、食物及衛生局，特別是中醫處、靈實醫院、康健醫療所給予的支持與幫助，也特別感謝浸大多個行政部門同事的無私奉獻與辛勞，讓中心可以在很短的時間內建成，投入使用。

中心共有八支隊伍參與，包括西醫（由康健醫療負責）、西藥、中醫、中藥、社工、護理、照顧員（主要由社署邀請，來自中國廣西）、文職人員等。中醫藥第一次有機會與眾多專業人士一起合作，為病人服務。在運作過程中，我們設規範，建程序，同時還建立了一人一病案的管理系統，見招拆招，使出渾身解數，一方面防止同事感染，一方面照顧病人。幸好，我們沒有一位同事中招，病人亦都得以安全離開暫託中心。

這次暫託中心的工作，有如下特別的意義：1）這一工作是香港醫療體系中多專業領域一同協作為病人服務的一個良好的開端，打破門戶，同心為病人服務；2）是香港中西醫協作，共同探討中西醫配合治療方法治療新冠病人的一個好的嘗試，為未來的 2019 冠狀病毒病治療提供了一個可供選擇的樣板；3）為香港未來的中西醫配合治療其他流行性疾病等開啟了一個新的篇章；4）為年輕中醫師們提供了一個管理病床學習的機會，提高技能，拓寬眼界，提高對自身的認識；5）為中醫藥學生提供了一個在香港的中醫病床開展實踐學習的機會，6）也給浸大提前熱身，為中醫醫院的運作打下基礎；7）明確中醫醫院中需待解決的內外環境及機制問題，為中醫醫院的建設提供指引。

這本病案，旨在記錄同事們在啟德的住院醫案，一部分來自啟德同事進行的遠程治療醫案。這些醫案，原原本本地記錄了臨床治療的過程，有成功經驗，有失敗教訓，不加粉飾，請同道們審視並批評指正。

第一章

浸大中醫抗疫遠程醫療中心醫案

醫案 **1**

患者，男，36歲。2022年10月26日首診。

主訴：新冠轉陰後咳嗽伴有氣促十天

現病史： 患者於10月7日出現鼻水、咽痛、輕微咳嗽，2022年10月8日自行檢測發現新型冠狀病毒檢測結果呈陽性。後服用抗病毒西藥 Paxlovid 5天。發病過程中相繼出現發熱、咽痛、咳嗽、流鼻水、身痛等症狀。10月13日、14日，快速測試均為陰性。但持續有咳嗽、氣促，並逐漸加重，服用香港藥物後，症狀緩解不明顯。於2022年10月26日前來就診。患者咳嗽，白天夜晚均有，呈陣發性；痰少質黏色黃難咯；伴有口乾、氣促、咽喉瘙癢，流鼻水，有胸痛、胸悶；乏力；無咯血，無潮熱盜汗，無頭痛，無怕冷、發熱，無噯氣、泛酸。納可，寐一般，咳嗽影響睡眠；大便2日1次，偏乾；小便可。舌紅，苔黃膩，脈滑數。

既往史： 鼻敏感。

診斷： 咳喘，新型冠狀病毒感染轉陰後；痰熱證。

治法： 清熱化痰，宣肺止咳。

方藥： 炙麻黃6g，苦杏仁10g，生石膏25g，黃芩10g，桑白皮12g，馬鞭草10g，焦神曲15g，藿香10g，北沙參12g，生地黃15g，金銀花15g，青蒿10g，茯神15g，生大黃5g，辛夷花10g，生甘草3g。

上方三劑，水煎服，一日一劑，分兩次服。

治療經過

二診： 2022年10月29日。患者服藥一劑後，白天咳嗽明顯減輕；服藥3劑後，咳嗽已基本緩解，尚有少許咳嗽、口乾，無鼻水，大便一日一次，偏爛；為求斷尾，再次覆診。舌淡紅，苔薄黃膩，脈滑。患者急性症狀明顯緩解，考慮仍有邪熱，病情進入後期。在前治法基礎上給予補氣養陰。方藥如下：

炙麻黃 5g，苦杏仁 10g，生石膏 20g，麥冬 12g，桑白皮 12g，馬鞭草 10g，焦神曲 15g，藿香 10g，北沙參 12g，百合 12g，青蒿 10g，西洋參 10g，茯神 15g，生地黃 15g 辛夷花 10g，生甘草 3g。

上方六劑，水煎服，一日一劑，分兩次服。

囑其服完六劑藥，以資痊癒。

體會

一、轉陰不等於痊癒

臨床上，有許多患者在轉陰後短期內，仍然有咳嗽、氣喘等臨床症狀，很多患者都有疑問，病毒都轉陰了，為甚麼還會有症狀呢？

其實病毒轉陰，只是新型冠狀病毒感染好轉的一個指標，並不表示新型冠狀病毒感染痊癒了。

香港政府規定：(i) 已入住社區隔離設施的感染人士、(ii) 尚待入院的感染人士、(iii) 居家隔離的感染人士。第四天及第五天進行快速測試，完成隔離。（chrome-extension://efaidnbmnnnibpcajpcglclefindmkaj/https://www.coronavirus.gov.hk/pdf/pa_early_flowchart.pdf）。內地《新型冠狀病毒感染診療方案（試行第十版）》規定：住院患者的出院標準：病情明顯好轉，生命體徵平穩，體溫正常超過 24 小時，肺部影像學顯示急性滲出性病變明顯改善，可以轉為口服藥物治療，沒有需要進一步處理的併發症等情況時，可考慮出院。2022 年 12 月 7 日國務院應對新型冠狀病毒肺炎疫情聯防聯控機制綜合組發佈的《新冠病毒感染者居家治療指南》規定結束居家治療的條件：如居家治療人員症狀明顯好轉或無明顯症狀，自測抗原陰性並且連續兩次新型冠狀病毒核酸檢測 Ct 值 ≥35（兩次檢測間隔大於 24 小時），可結束居家治療，恢復正常生活和外出。也就是說檢測轉陰只是表示傳染性很低或不具備傳染了，但如果症狀沒有緩解，仍然是新型冠狀病毒感染的發病期，沒有痊癒。

二、長新冠的界定

根據世界衛生組織（世衛）的資訊，大約 10%-20% 感染了 2019 冠狀病毒病的人十可能會繼續受到 2019 冠狀病毒病的中長期影響，這些影響統稱為新冠肺炎長期影響或「新冠肺炎長期綜合後遺症」（「長新冠」）。

目前國際上無公認的「長新冠」定義。一般來說，區分急性新型冠狀病毒感染和「長新冠」的時限為 28 天。而對於急性新型冠狀病毒感染的哪些症狀會持續一個月，哪些又可能會持續時間超過一個月，並且哪些症狀只可能表現在急性期新型冠狀病毒感染的時間範圍內也不確定。

世界衛生組織將 2019 冠狀病毒病長期影響定義為發生在具有可能或確診 2019 冠狀病毒病感染史的人群中的疾病；通常在 2019 冠狀病毒病發病後三個月內發生，症狀和影響持續至少兩個月。2019 冠狀病毒病長期影響的症狀和影響無法用其他診斷來解釋。

可見，對於新型冠狀病毒感染急性期和後遺症及恢復期的界定，還有待探討。

三、謹守病機，隨證治之

中醫的精華，在於辨證論治。西醫疾病診斷，對於中醫來說只是一個參考。用柯韻伯《傷寒來蘇集》的話來說就是「合是證便用是方」。換句話說如果辨的甚麼證，就用某證該用的方。處方用藥必須與病證對應才能取得最佳的臨床效果。

在治療疾病中，應該重點根據自己主動的觀察，審察病機，辨明證候，給以相應的理法方藥，更加符合臨床實際。《傷寒論》云：「太陽病三日，已發汗，若吐，若下，若溫針，仍不解者，此為壞病，桂枝不中與之也。觀其脈證，知犯何逆，隨證治之。」言之不謬也。

醫案2

患者，女性，42歲。2022年9月26日首診。

主訴：新冠轉陰後全身疼痛伴乏力兩月餘

現病史： 患者於2022年7月5日出現怕冷、發熱、咽喉不適；7月6日自行檢測發現新型冠狀病毒檢測結果呈陽性；後服用抗病毒西藥Paxlovid五天及必理痛、收鼻水等西藥（具體不詳）。發病過程中相繼出現發熱、最高體溫達39℃，咽痛、咳嗽、流鼻水、頭痛、身痛、乏力、便秘等症狀。7月10日、11日，連續兩天，快速測試均為陰性。之後持續有咳嗽、氣促、胸悶、乏力、全身疼痛、失眠等症狀，求助於西醫及中醫治療。後咳嗽、氣喘等症狀緩解，但全身疼痛呈加重趨勢，並影響睡眠，導致夜不能寐。

2022年9月26日，經朋友介紹，前來就診。時全身關節、肌肉痛劇烈，動則痛甚，面有痛苦狀。微怕冷，無發熱，有口乾，無鼻水，無咳嗽、咳痰，無胸悶、氣促。伴有乏力、腹脹、噯氣、泛酸。納可，寐差，疼痛導致不能睡眠。大便二至三日一次，偏乾。小便可。舌紅，苔薄黃膩，脈弦數。

既往史： 有長期失眠病史。

診斷： 痛症，新型冠狀病毒感染轉陰後，胃痞；濕毒證。

治法： 清熱解毒，祛濕止痛。

方藥： 焦神曲15g，蒼朮9g，瓦楞子15g，羌活10g，獨活10g，薑黃10g，威靈仙10g 雞血藤15g，金銀花15g，金錢草30g，蒲公英15g，黃芩10g，酸棗仁15g，茯神15g，西洋參6g，羅漢果0.5個。

上方三劑，水煎服，一日一劑，分兩次服。

治療經過

二診： 2022年9月29日。患者服藥後，疼痛、睡眠、乏力都有少許改善，可以睡兩個小時左右，精神稍改善；納可，大便仍有二至三日

一次，質稍硬；小便可；舌紅，苔薄黃膩，脈弦數。用藥在前方基礎上，加生大黃 10g、玄參 15g，以通便。處方六劑。

三診： 2022 年 10 月 6 日。患者疼痛、睡眠較前均有少許減輕，精神稍可。大便暢，日行一次，小便可。舌紅，苔薄膩，脈弦。上方去茯神、玄參，加生磁石 30g、石菖蒲 10g，以安神、開竅。處方六劑。

四診： 2022 年 10 月 13 日。患者疼痛改善不明顯，睡眠可睡三小時，精神一般。大便暢，日行一次，小便可。舌紅，苔薄膩，脈弦。考慮患者有情緒不暢，加疏肝治法，處方如下：

方藥： 焦神曲 15g，蒼朮 9g，瓦楞子 15g，羌活 10g，獨活 10g，白芍 15g，柴胡 10g，雞血藤 15g，金銀花 15g，蒲公英 15g，黃芩 10g，酸棗仁 15g，茯神 15g，香附 10g，羅漢果 0.5 個。
上方六劑，水煎服，一日一劑，分兩次服。

五診： 2022 年 10 月 20 日。患者疼痛、睡眠無明顯改善，比較急躁，精神差。考慮患者主要症狀為疼痛，加強止痛。上方去茯神，加製附子 6g、桂枝 10g、炙甘草 6g。處方六劑。

六診： 2022 年 10 月 27 日。患者症狀仍無明顯進步，並出現口乾、口腔潰瘍，大便硬、難。苔稍黃膩。患者已治療一個月，但症狀改善不明顯。與同事請教，定加強解毒、化痰、祛瘀大法以治之。

方藥： 陳皮 10g，法半夏 9g，生黃芪 15g，全當歸 12g，金銀花 15g，蒲公英 15g，連翹 15g，野菊花 15g，酒大黃 10g，玄參 15g，桃仁 10g，紅花 10g，三七 6g，薏苡仁 20g，白朮 15g，茯神 15g，鬱金 12g，羅漢果 0.5 個。
上方六劑，水煎服，一日一劑，分兩次服。

七診： 2022 年 10 月 3 日。患者精神疲憊，睡眠只有一小時，痛甚，二便可；苔薄，脈弦。調整方向，治法取：解毒、疏肝、安神。並配合針灸。

方藥： 陳皮 10g，薏苡仁 20g，瓦楞子 15g，旋覆花 9g，黃連 5g，黃芩 10g，金銀花 15g，蒲公英 15g，酸棗仁 15g，珍珠母 20g，柴胡 10g，白芍 15g，川芎 10g，生大黃 10g，蘆根 30g，羅漢

果 0.5 個。

上方六劑，水煎服，一日一劑，分兩次服。

針灸處方：陽陵泉、陰陵泉、足三里、委中、合谷。

針刺方法：陽陵泉、陰陵泉、足三里用瀉法。留針 20 分鐘。

針刺後，疼痛基本消失，全身輕鬆，患者贊為神奇。後輕鬆離去。

八診： 2022 年 10 月 10 日。患者疼痛基本緩解，睡眠可，二便可。舌淡紅，苔薄膩，脈緩。效不更法。針灸延用原方；中藥方，去蘆根、旋覆花，加赭石 20g、玄參 15g。

九診： 2022 年 10 月 17 日。患者症狀緩解，無不適。未針灸，前方稍調整，囑其注意飲食，多休息，逐漸加強鍛鍊。

體會

一、山重水複需仔細，多法並行可思量

此案回頭看來，確實幾番思索。我是一個內科醫生，針對疾病，首選的自然是藥物治療，然而沒有想到，藥有窮盡時。雖然，幾經努力，奈何患者症狀始終沒有進步，讓我焦頭爛額，幾欲放棄。及至最後，嘗試針灸，沒有想到居然效如桴鼓，立竿見影。古人治法，設有藥物、針刺、艾灸，可能本來就相互補充，沒有哪一種方法是萬能的，都有其長處和不足，一法不行，可試他法；他法無解，可試合法，總有方法。《靈樞・九針十二原》云：言不可治者，未得其術也。古人不欺我也，需當細心體會學習之。

二、痛症是新冠常見的影響

新冠對於運動系統的影響無論是在新型冠狀病毒感染的急性感染期還是在恢復期，關節疼痛也是常見的主訴之一。有研發現在骨骼肌和滑膜組織中存在 ACE2 受體，當病毒入侵人體與這些受體結合後即可導致關節疼痛等症狀。雖然部分病毒也可導致關節炎，但新型冠狀病毒引起的肌肉痛和關節痛更為典型，並不像真正的關節炎所致的疼痛。其症狀與新型冠狀病毒感染相關的各種神經和精神長期併發症一直存在。

三、通則不痛是主要治療方法

　　新冠導致的疼痛，可能為新型冠狀病毒侵襲人體，影響全身氣血的化生與運轉，導致關節肌肉、韌帶損傷，引起疼痛，考慮可能主要還是經絡不通導致，應屬經筋病。可基於《靈樞·九針十二原》的「調其血氣，營其逆順出入之會」，「在筋守筋」，故治療當以活血化瘀，疏經止痛，散除氣血壅滯，通則不痛。

醫案3

患者，女，31歲。2022年3月1日首診。

主訴：咳嗽三天

現病史： 患者懷孕三個月。2月27日起發熱38℃，新型冠狀病毒感染快速測試呈陽性，服用西藥。刻下少許咳嗽，少許痰難咯，鼻水多，色白質稀，鼻衄數次，無鼻塞，體溫37℃，無發熱惡寒，偶有頭痛，無咽痛咽癢，無汗，無疲倦身痠痛，口乾明顯，納可。自懷孕起少許噁心嘔吐，服用西藥後胸悶，大便兩天一次，質可，小便黃，眠一般，易醒。

既往史： 無。

現服用藥物： 西藥（不詳）。

過敏史： 無。

望診： 神清，精神一般，臉色少許蒼白，鼻子皮膚稍紅，稍倦怠，體形偏瘦。

聞診： 咳嗽聲低，講話時偶有咳嗽，少許聲沙，少許鼻鳴。

舌脈： 舌淡苔白薄膩，脈未見（網上診症）。

診斷： 咳嗽（新型冠狀病毒感染）。

證型： 寒熱夾雜證。

治法： 散寒清熱。

方藥： 小柴胡湯加減。

柴胡10g，黃芩10g，法半夏6g，大棗12g，黨參10g，甘草10g，生薑6g，陳皮6g，茯苓9g，紫蘇梗10g，砂仁6g，桑寄生10g，杜仲10g。

顆粒沖劑，共二天。

體會

　　患者感受疫癘之邪，正氣與邪氣相爭，發熱至體溫38℃，服用西藥後頓感胸悶，為正氣鬱於胸中，氣機不暢；患者為孕婦，胎兒日漸長大，壓迫五臟

六腑，氣機之通道受阻，出現噁心嘔吐；「肺主氣，司呼吸」，又為嬌臟，外邪透過口鼻入侵肺臟，肺失清肅，宣降失常，出現咳嗽。「脾胃為生痰之源，肺為儲痰之器」，患者素體脾虛或飲食失節，脾失運化生痰，鼻水色白質稀，舌淡苔白薄膩，眠淺易醒；氣機鬱滯化熱，痰少難咯，口乾明顯，小便黃，熱灼肺絡，迫血妄行而鼻衄。

方中用柴胡升陽達表，使半表之邪外達；黃芩養陰退熱，使半裏之邪內徹；黨參、半夏補氣和中，使邪不得復傳入裏；甘草佐柴、芩，調和內外；薑、棗通達榮衞；陳皮、茯苓、砂仁健脾行氣化痰濕；紫蘇梗寬胸理氣，通暢氣機，和胃止嘔；桑寄生、杜仲補腎養血安胎。全方扶助正氣，清熱化濕，宜孕婦外感用之。

醫案 ④

患者，女，87歲，2022年3月4日首診。

主訴：咳嗽四天

現病史： 3月1日新冠快速檢測呈陽性。患者當時低熱，自行服用西藥。未有接種疫苗。刻下咳嗽明顯，夜間尤甚，咳嗽嚴重時胸中疼痛，輕微咽痛，咽癢，痰色白質稀。體溫正常，無發熱惡寒，無頭痛，無氣促氣喘。無鼻水鼻塞，無汗，疲倦，身痠痛，口苦無口乾，納尚可，大便一日四至六次，質爛，無腹痛，小便微黃，眠可。

既往史： 高血壓，甲狀腺問題（不詳）。

現服用藥物： 西藥（不詳）。

過敏史： 無。

望診： 神清，倦怠，臉色蒼白，眉心緊皺，咳嗽時輕微弓背彎腰，時時吐痰，中等體形。

聞診： 語聲低，咳嗽聲低而實，痰聲重。

查體： （由家人協助）皮膚色正常，腹部軟，涼，無壓痛。

舌脈： 舌淡暗苔白膩黃乾，脈未見（網上診症）。

診斷： 咳嗽（新型冠狀病毒感染）。

證型： 風寒化熱證。

治法： 疏風散寒清熱。

方藥： 藿香正氣散合保和丸加減。

藿香 10g，紫蘇葉 9g，大腹皮 9g，茯苓 15g 白朮 15g，法半夏 9g，生薑 6g，陳皮 10g，厚朴 6g，桔梗 10g，白芷 6g，大棗 12g，甘草 10g，山楂 9g，神曲 9g，萊菔子 6g，連翹 9g。

顆粒沖劑，共三天。

體會

　　患者年老體虛，臟腑虛衰，外感疫癘之邪，正氣不敵邪氣，發熱甚輕；肺脾氣虛，疫癘之邪從口鼻而入，侵襲肺衛，肺氣被束，失於宣降，上逆作咳，

咳嗽明顯，入夜尤甚。肺居胸中，咳嗽重則氣機不通，不通則痛，故而咳重時胸口痛；風寒入咽喉而癢，輕微咽痛；肺脾氣虛，寒痰從內生，痰色白質稀；濕注肌表則疲倦、身痠痛；寒濕傷脾，脾不運化，大便泄瀉。幸而患病日短，胃氣未傷，納尚可；氣機不暢，鬱而化熱，口苦，小便微黃。

藿香正氣散方中用藿香為君，以辛散風寒，又能芳香化濁，且兼升清降濁；紫蘇葉、白芷辛香發散助藿香外解風寒，兼可芳香化濁；半夏、陳皮燥濕和胃；白朮、茯苓健脾運濕，和中止瀉；厚朴、腹皮行氣化濕，調暢氣機；佐以桔梗宣肺利膈，解表化濕；生薑、大棗、甘草調和脾胃。

又因患者舌苔白膩黃乾，擬濕鬱熱積，加保和丸清熱散結。方中山楂消一切飲食積滯；神曲，消食健脾，化陳腐之積；萊菔子消食下氣，消麵食痰氣之積；半夏、陳皮燥濕健脾，行氣和中；茯苓健脾利濕；連翹散結清熱，可消食積於內所蘊之熱。兩方合用能使風寒外散，濕濁內化，食積得消，清升濁降，氣機通暢，年老體虛者適用。

腹瀉、腹痛或有腸胃症狀的患者需要檢查腹部以鑒別虛實。因網上診症醫師未能進行查腹，由醫師指導家人代為初步檢查。腹診時，首先使其仰臥，兩下肢伸直，上肢輕輕放在身體兩脅部位或胸部，不可用力。充分打開患者衣服，露出腹部。檢查程序大致為先看皮膚表面，包括膚色、潤澤度、傷口結痂等；然後施術者從外到內，輕到重按壓患者腹部，檢查溫度、柔軟度、壓痛等。查腹能協助辨證，指導用藥，避免犯虛虛實實之戒。於此患者而言，其皮膚色正常，腹部軟，偏涼，無壓痛，屬於寒證、虛證，可用藿香正氣散。

醫案⑤

主訴：感冒兩天

現病史： 3月5日新冠快速檢測呈陽性。當時無發熱，服用西藥兩天（必理痛）。刻下體溫正常，寒熱往來，無頭痛；少許咽痛，咽癢咳嗽，痰多質黏色黃綠，鼻水量多色透明質偏黏，少許鼻塞；自汗，汗出後較為舒服；少許疲倦、肌肉痠痛；少許口乾，無口苦口淡，納一般；大便三日一次，質偏硬，小便可；眠可。末次月經為2月10日至15日，無不適，自訴有機會已懷孕（未驗孕）。

既往史： 無。

現服用藥物： 必理痛。

過敏史： 無。

望診： 精神一般，鼻子皮膚紅，怕冷多衣。

聞診： 咳嗽多，鼻水多，痰聲重，鼻鳴。

舌脈： 舌淡苔薄白膩，脈未見（網上診症）。

診斷： 感冒（新型冠狀病毒感染）。

證型： 太陽少陽並病。

治法： 和解少陽，兼散表邪。

方藥： 柴胡桂枝湯加減。

柴胡10g，黃芩10g，法半夏6g，桂枝10g，白芍6g，炙甘草10g，魚腥草10g，蘆根10g，杜仲10g，桑寄生10g，砂仁6g。顆粒沖劑，共三天。

體會

疫癘之邪從口鼻而入，本應正邪相爭而出現發熱，然而患者立刻服用西藥，西藥藥性寒涼，強行壓制發熱情況，使邪氣由表入裏、又尚未入裏的半表半裏狀態，因此體溫正常。《諸病源候論·冷熱病諸候》中記載「寒氣並於陰則發寒，陽氣並於陽則發熱。陰陽二氣虛實不調，則邪氣更作而寒熱往來」，

患者體內少陽樞機不利，故寒熱往來；足少陽膽經循行路線經過咽喉，樞機不利，鬱而化熱，會出現咽痛；風性善行，風邪從口鼻，經過咽喉，入侵肺臟，肺失宣肅，咽癢咳嗽；素體脾虛或飲食不節，脾不運化，痰從內生，加之少陽鬱熱，痰多質黏色黃綠，鼻水量多色透明質偏黏；肺開竅於鼻，肺氣不通，鼻絡壅滯而鼻塞；衛強營弱故自汗，汗後樞機得以稍作通利，症狀可輕微緩解；脾主肌肉，氣機不利，脾運不暢，納一般，水穀精微不足，未能濡養肌肉，出現疲倦、肌肉痠痛；肺與大腸相表裏，肺失宣降，熱傷津液，口乾、大便偏乾硬。然而病程尚短，鬱熱不甚，故舌淡苔薄白膩。

柴胡桂枝湯為小柴胡湯及桂枝湯合方，用於太陽病未除，少陽證已現的情況。方中用柴胡辛涼解表，疏暢少陽樞機，黃芩清熱解毒，使半表之邪透達，半裏之邪內徹；法半夏燥濕化痰，降逆散結；配蘆根清熱生津，能緩解發熱及咽喉疼痛；魚腥草清熱排膿痰；桂枝辛溫解表、白芍養血斂陰，一散一收，能發汗散肌表之邪，又可止汗而不留邪，達到調和營衛的作用。砂仁能化濕和中；甘草清熱解毒，補中緩急，調和內外。因患者自訴有機會已懷孕，故加上杜仲、桑寄生，既不會斂邪，又能補腎扶正安胎。全方配伍能和解少陽、調和營衛，扶正祛邪。

醫案 6

患者，女，32歲。2022年3月3日首診，

主訴：咳嗽四天

現病史： 患者於四天前在無明顯誘因下出現咽乾、咽痛，即日作新型冠狀病毒快速抗原測試呈陽性，立即進行居家隔離隨後。一天出現發熱（最高攝氏 38℃），服撲熱息痛兩天後發熱、咽乾及咽痛已無，唯症狀尚未完全痊癒。刻下輕咳痰白，畏寒，乏力，頭痛，肢節痠痛，鼻塞聲重，時流清涕。苔薄白而潤。

既往史： 健康，無過敏史。

診斷： 咳嗽（風寒束肺證）。

治法： 疏風解表，散寒解毒。

方藥： 荊防敗毒散加減。

荊芥 10g，防風 10g，柴胡 10g，桔梗 10g，羌活 5g，白芷 10g，茯苓 15g，苦杏仁 5g，黃芩 5g，蘇葉 10g，太子參 15g，甘草 10g。

顆粒劑五劑，250 毫升熱水沖服，每日沖一次，每次半劑。

醫囑： 適當休息；飲食不宜肥甘、辛辣、過鹹、飲酒及吸煙；避免刺激性氣體傷肺；注意氣候變化，及時避風、防寒及保暖。

體會

新冠疫病由寒、熱、濕夾雜的「疫癘之氣」侵襲人體所致，其病機特點為「風、寒、熱、濕、疫毒、虛」。此案患者初起時以咽乾、咽痛及發熱為主，熱象明顯，隨後服西藥後主要起始症狀雖退，但仍有咳嗽痰白、畏寒、乏力、頭痛、肢節痠痛等症，可見熱邪已去，寒邪留戀。風寒襲肺，肺氣壅塞不得宣通，故咳；風寒上受，肺竅不利，則鼻塞流涕；寒邪鬱肺，氣不布津，凝聚為痰，故痰色白；風寒外束肌腠，故伴頭痛身楚、畏寒等表寒證；舌苔薄白，為風寒在表之徵。

醫案 7

主訴：發熱一天

現病史： 患者為新型冠狀病毒感染患者密切接觸者，於一天前在無明顯誘因下出現發熱（最高攝氏 38.4℃），即日作新型冠狀病毒快速抗原測試呈陽性，隨後出現咽痛、咽乾及咳嗽等見症，患者自行服撲熱息痛後熱勢雖減但未完全消退。刻下發熱（攝氏 37.8℃），微怕風，咽痛，頭痛，周身痠痛，乏力，輕咳少痰，口乾。舌邊尖紅，苔薄黃。

既往史： 高脂血症，無過敏史。

診斷： 感冒（風熱犯衞證）。

治法： 疏風解表，清熱解毒。

方藥： 銀翹散加減。

金銀花 10g，連翹 10g，桔梗 10g，蘆根 20g，荊芥穗 5g，苦杏仁 10g，薄荷 5g，黃芩 10g，浙貝母 10g，牛蒡子 10g，神曲 10g，甘草 5g。

顆粒劑五劑，250 毫升熱水沖服，每日一次，每次半劑。

醫囑： 適當休息；飲食清淡，避免肥甘厚味、煎炸、油膩及辛辣刺激；多喝水。

體會

　　此案患者初起時以發熱為主，隨後出現咽乾、咽痛等症狀，熱象明顯，隨後服西藥後發熱雖減但未退，可見風熱之邪仍留。風熱犯表，熱鬱肌腠，衞表失和，故見身熱、微惡寒；風熱上擾則頭痛；風熱之邪蒸熏清道，故咽痛、咽乾；風熱犯肺，肺失清肅則咳嗽。舌邊尖紅苔薄黃為風熱侵於肺衞之徵，故以銀翹散加減收效。

醫案 8

患者，男，63歲。2022年3月10日首診。

主訴：腹瀉三天

現病史： 患者於三天前在無明顯誘因下出現惡寒、腹痛及腹瀉等表現，即日前往社區中心作新型冠狀病毒 PCR 核酸檢測，並於第二天獲悉陽性結果，隨即進行居家隔離，等候結果及居家隔離期間沒有接受任何中西藥治療，並出現噁心嘔吐、頭痛等症狀。刻下腹瀉清稀如水樣，腹痛，噁心嘔吐，惡寒，頭痛，胸悶，情志不舒，不寐。舌淡苔白膩。

既往史： 高血壓、糖尿病及高血脂症，無過敏史。

診斷： 泄瀉（外感風寒，內傷濕滯證）。

治法： 解表化濕，理氣和中。

方藥： 藿香正氣散加減。

廣藿香 15g，白芷 5g，紫蘇葉 5g，茯苓 15g，薑半夏 10g，白朮 10g，陳皮 10g，厚朴 5g，神曲 10g，荊芥 5g，大棗 5g，炙甘草 5g。

顆粒劑五劑，250 毫升熱水沖服，每日一次，每次半劑。

醫囑： 起居有常；注意調暢情志，保持樂觀心志；注意氣候變化，及時避風、防寒及保暖；飲食有節，飲食宜清淡、富營養、易消化食物為主，避免進食生冷不潔及忌食難消化、清腸潤滑、辛辣刺激、肥甘厚味、油膩的食物。

體會

此案患者初起時以腹瀉、腹痛和畏寒為主，期間並未接受任何治療，隨後出現噁心嘔吐、頭痛等症狀，可見寒濕之邪未去。外感寒濕之邪，侵襲胃腸，脾失健運，升降失調，清濁不分，飲水不化，傳導失司，故大便清稀。寒濕內盛，中焦氣機受阻，則胸悶、腹痛、情志不舒。惡寒、頭痛為風寒外束之徵；苔白膩為寒濕內盛之象。

醫案 ⑨

患者，男，35歲。2022年3月8日首診。

主訴：咳嗽一週

現病史： 患者為新型冠狀病毒感染患者密切接觸者，於七天前居家隔離期間作新型冠狀病毒快速抗原測試，結果呈陽性，於當天出現咳嗽痰黃、咽痛及流涕等表現，但並未接受任何中西藥治療。翌日晨起見發熱（攝氏 37.5℃至 38℃）、疲乏等，即服撲熱息，並於後一天退熱。及後在確認感染新型冠狀病毒後第五天的快速抗原測試結果轉為陰性，並停止服用撲熱息，但仍有咳嗽、乏力等症狀。刻下咳嗽痰白，神疲乏力，納眠差，大便溏，舌淡苔微膩。

既往史： 健康，無過敏史。

診斷： 咳嗽（肺氣不宣，濕濁內阻）。

治法： 宣肺止咳，健脾祛濕。

方藥： 運脾止嗽湯。

桔梗 10g，紫菀 10g，百部 5g，白前 10g，浙貝母 10g，陳皮 10g，法半夏 10g，茯苓 15g，炙甘草 10g，太子參 15g，龍骨 15g，炒枳殼 10g，神曲 10g。

顆粒劑五劑，250 毫升熱水沖服，每日一次，每次半劑。

醫囑： 適當休息；飲食不宜肥甘、辛辣、過鹹、飲酒及吸煙；避免刺激性氣體傷肺；注意氣候變化，及時避風、防寒及保暖。

體會

新冠疫病由寒、熱、濕夾雜的「疫癘之氣」侵襲人體所致，其病機特點為「風、寒、熱、濕、疫毒、虛」。此案患者初起時以咳嗽痰黃、咽痛及發熱為主，熱象明顯，隨後服撲熱息後主要起始症狀雖退，但仍有咳嗽痰白、納差、便溏及苔膩等症，可見熱邪雖去，濕濁未除。疫毒襲肺，肺氣壅塞不得宣通，故咳；疫毒鬱肺，氣不布津，凝聚為痰，故痰色白；外感濕邪，侵襲胃腸，脾失健運，則納差、乏力；清濁不分，飲水不化，傳導失司，則便溏；苔膩為濕濁內阻之象，故以二陳湯合止嗽散加減組成之運脾止嗽散收功。

醫案 10

患者，女，26歲。2022年3月首診。

主訴：咳嗽五天

現病史： 患者五天前出現惡寒發熱、咽痛、咳嗽等症狀，自行快速抗原測試
呈陽性，自服消炎止痛藥後熱退。刻下咳嗽，痰黏量多，痰黃；咽
痛，口乾欲飲，胃納差；大便兩天一行，不暢，質黏；夜寐不安，
夢多。舌暗紅，苔黃厚膩，網診未能切脈。

診斷： 新型冠狀病毒感染（咳嗽）。

證型： 風寒化熱挾濕證。

治法： 清熱解毒，止咳平喘。

方藥： 麻杏石甘湯加減。

麻黃 5g，苦杏仁 10g，生石膏 15g，黃芩 10g，前胡 10g，浙貝
母 10g，桑白皮 10g，枇杷葉 10g，藿香 10g，陳皮 10g，桔梗
10g，甘草 10g。

體會

患者外感時行疫氣，入裏鬱而化熱，壅閉肺氣，則見咳嗽，痰黃，咽痛，
口乾欲飲。故以麻杏石甘湯加減辛涼宣泄，清肺平喘。方中石膏份量為麻黃之
三倍餘，藉以制麻黃辛溫之性，並使之轉為辛涼清熱之用，兩藥合用，清宣肺
中鬱熱而定喘；杏仁宣降肺氣協同麻黃以平喘；甘草益氣和中，調和諸藥，與
石膏相配，甘寒可生津止渴。方中兼用桔梗利咽，加前胡增強下氣消痰之效，
加黃芩增強清熱燥濕，瀉火解毒之力。「肺為貯痰之器，脾為生痰之源」，痰
濕內蘊，則見痰黏量多，胃納差，大便質黏。故此方用浙貝母、桑白皮、枇杷
葉、陳皮清肺止咳，健脾化痰。諸藥合用，共奏清熱解毒，止咳平喘之功。

醫案 11

患者，男，42歲。2022年3月首診。

主訴：咳嗽，氣喘七天

現病史： 患者七天前出現咳嗽，咽痛，自行快速抗原測試呈陽性，自服蓮花清瘟膠囊後咽痛減輕。刻下輕微寒熱往來，肌肉痠痛；咳嗽氣喘，痰黏色黃；咽痛，口乾欲飲，胃納一般；眠差易醒；大便兩天未行，小便調。舌暗紅，苔黃厚膩，網診未能切脈。

診斷： 新型冠狀病毒感染（喘症）。

證型： 外寒內熱證。

治法： 清熱解毒，止咳平喘。

方藥： 麻杏石甘湯加減。

麻黃 5g，苦杏仁 10g，生石膏 15g，枇杷葉 10g，黃芩 10g，桑白皮 10g，魚腥草 15g，紫蘇葉 10g，玄參 10g，蘆根 10g，辛荑花 10g，瓜蔞仁 10g。

體會

《傷寒論》云：「下後，不可更行桂枝湯。汗出而喘，無大熱者，可與麻黃杏仁甘草石膏湯。」外感襲表，表邪不解而入裏，故外見寒熱往來，肌肉痠痛。熱壅於肺，肺失宣降，故咳逆氣急，咽痛，口乾欲飲。故方用麻杏石甘湯加減，麻黃辛溫，宣肺解表而平喘，石膏甘寒，清泄肺胃之熱以生津，杏仁苦降肺氣，止咳平喘，既助石膏沉降下行，又助麻黃瀉肺熱，炙甘草顧護胃氣，防石膏之大寒傷胃，調和麻黃、石膏之寒溫。方用枇杷葉、桑白皮增強清肺化痰止咳平喘之效，加魚腥草、黃清熱解毒，紫蘇葉、辛荑花辛溫解表，玄參、蘆根清熱生津，瓜蔞仁清熱化痰。諸藥合用，共奏辛涼宣泄，清肺平喘之功。

醫案⑫

患者，女，30歲。2022年3月首診。

主訴：疲倦兩天

現病史： 患者五天前密切接觸新冠患者後，自行快速抗原測試呈陽性。刻下無發熱惡寒，無頭痛頭暈，無咽痛流涕等不適；疲倦甚，輕微口乾，納眠可，二便調。舌淡紅，少苔，裂紋，網診未能切脈。

診斷： 新型冠狀病毒感染。

證型： 外感風熱。

治法： 疏散風熱，補氣健脾，潤肺補腎。

方藥： 桑菊飲加減。

太子參 10g，黃芪 10g，防風 5g，菊花 10g，桑葉 10g，板藍根 10g，浙貝 5g，化橘紅 5g，薏苡仁 15g，百合 15g，山藥 15g，玉竹 10g。

體會

　　患者感受時行癘氣之邪，邪在肺衛，表熱尚輕，故見口乾。正氣尚盛，抵禦外邪，故無明顯不適。方用辛涼輕劑桑菊飲加減，桑葉、菊花甘苦性涼，能疏散上焦風熱，又能清透肺經之熱。合用辛溫發散防風，散肌表風邪。板藍根，清解外感疫癘邪氣。浙貝、橘紅、薏苡仁清熱化痰滲濕，化濕清毒。方用百合、玉竹養陰潤燥，生津止渴，山藥益氣養陰，補脾肺腎，增強正氣。諸藥合用，共奏疏散、補氣、養陰、清熱之效。

醫案13

患者，女，52歲。2022年12月5日首診。

主訴：咳嗽五天

現病史： 患者六天前出現惡寒發熱，體溫最高達42℃，伴有咽痛，自行快速抗原測試呈陽性，服用兩天退燒藥後熱退。刻下咳嗽，少痰，質黏，口燥咽乾，納差，潮熱盜汗，尿少色黃，大便乾結，眠差難入睡，舌紅少苔。網診未能切脈。

診斷： 新型冠狀病毒感染（咳嗽）。

證型： 肺陰虧虛，脾虛痰阻。

治法： 宣肺止咳，健脾祛濕。

方藥： 止嗽滋陰湯。

桔梗10g，紫菀10g，百部5g，白前10g，浙貝母10g，陳皮10g，法半夏10g，茯苓15g，玉竹10g，沙參20g，麥冬10g，神曲10g，炙甘草10g。

顆粒劑，每日服用兩次，每次一包，服用五天，共十包。

辨證論治： 患者外感時行疫氣，入裏鬱而化熱，燥熱傷陰，導致肺胃津液虧損，故見痰少、口燥咽乾、潮熱盜汗、舌紅少苔等症狀。方用沙參、麥冬、甘寒滋陰生津、清養肺胃；玉竹生津止渴，養陰益胃。「肺為貯痰之器，脾為生痰之源」，脾虛不運，則痰濕內蘊，見咳嗽、痰黏、納差，故用紫菀苦溫而潤，能潤肺降逆止咳；百部甘苦善於止咳化痰；桔梗辛苦，善於宣肺祛痰；白前辛甘而平，善於降氣化痰；陳皮、半夏苦辛而溫，能理氣化痰；茯苓甘平行水消痰；神曲甘溫健脾和胃；甘草甘平，調和諸藥，並有喉部鎮攣之作用。諸藥合用，共成清潤肺胃、生津止咳化痰之功效。

醫囑： 1.循序漸進地開展運動康復，包括體能鍛煉和呼吸訓練。2.在氣候變化時適時增減衣服，注意防寒保暖。3.避免到公共場所，做好防護措施。4.應適當休息，多飲水，飲食以素食流質為宜，慎食油膩難消化之物。5.臥室空氣應流通。

體會

　　熱病後期，餘熱未清，氣陰已傷，肺陰不足，脾胃不和，為新冠後期的常見證型，中醫收效甚佳。中醫藥除了在新冠早期介入能控制病程外，在疾病後期及時扶正祛邪，往往能有效預防長新冠，將新冠對人體的損害大大減低。政府應當把中醫藥納入傳染病的常規防治手段，讓更多受感染市民受惠於中醫。

第二章

啟德暫託中心醫案

醫案 1
啟德第一醫案

患者，男，73歲。2022年3月31日首診。

病史摘要

科興疫苗接種兩次，疫苗末次接種日期：2022年3月19日；新冠檢測陽性日期：2022年3月28日，轉陰日期：2022年4月6日；入院日期：2022年3月31日，出院日期：2022年4月12日。

主要症狀： 患者有咳嗽、咯痰，痰黃。無發熱，無怕冷，無咽痛。飲水多。言語不清，口眼歪斜，右側偏癱。四肢涼。納一般，寐一般，大便秘結，四日一次。小便應用尿片。舌紅，苔黃膩，脈浮數。

既往史： 中風伴右側偏癱、高血壓病，下泌尿道症候群，抑鬱症、輕度失智。

診斷： 新型冠狀病毒感染。

證型： 風熱犯衛。

治法： 疏風解表，清熱解毒。

方藥： 金銀花15g，連翹15g，桔梗15g，蘆根20g，荊芥穗5g，前胡10g，黃芩10g，牛蒡子10g，藿香10g，茵陳15g，車前草12g，甘草5g。共三劑。

以上為草藥用量，顆粒劑按草藥濃縮比例配發，每日服用兩次，每次一包。（注：啟德暫託中心所用藥物都是顆粒劑，服藥方法下同）

治療經過

2022 年 4 月 1 日

患者咳嗽、咳痰稍微減輕，但出現發熱，最高達 37.5℃。考慮患者剛入院，尚不太適應病房。

2022 年 4 月 2 日

患者體溫恢復正常，但仍有咳嗽、咳痰。患者可以主動參與對話，精神可。納可，寐可，二便可。舌紅，苔黃膩，脈浮數。

2022 年 4 月 3 日

患者體溫正常，但仍有咳嗽、咳痰。患者可以主動參與對話，精神可。納可，寐可，二便可。舌紅，苔黃膩，脈浮數。中藥服完，考慮以咳嗽為主，改方藥，方藥如下：

麻黃 5g，杏仁 10g，生石膏 15g，黃芩 10g，前胡 10g，浙貝母 10g，桑白皮 10g，玄參 10g，蘆根 20g，馬鞭草 15g，藿香 10g，桔梗 15g，生甘草 10g。共三劑。

2022 年 4 月 4 日及 5 日

患者又有發熱，考慮為尿路感染所致，囑護理員加強護理。

2022 年 4 月 6 日

教授查房，患者新冠檢測仍為陽性。患者無咳嗽、咳痰，納可，寐可，二便可。舌光紅無苔，脈細數。教授指出，患者有陰虛症狀，但新冠仍未轉陰，可以清熱解毒、滋陰化痰之法。方藥如下：

金銀花 10g，連翹 10g，淡豆豉 10g，荊芥穗 10g，桔梗 10g，薄荷 6g，牛蒡子 10g，竹葉 10g，蘆根 10g，玉竹 10g，北沙參 15g，麥冬 15g，甘草 10g。

2022 年 4 月 9 日及 10 日

患者檢測為陰性，無其他不適主訴，原方續服。患者要求多住幾天。

2022 年 4 月 12 日

患者無不適主訴，與西醫商量後，給予痊癒出院。

醫論：新冠患者為甚麼會出現便秘？

一、病案診療思路

　　飲水多，未口渴的表現；咳嗽、咯痰、痰黃、大便秘結為溫病衛分證的表現；苔黃膩，為濕熱的表現；言語不清，口眼歪斜，右側偏癱；四肢涼，納一般，寐一般，為老年及基礎疾病的表現。綜合辨證為風熱犯衛證。急則治標，所以重點給予疏風解表，清熱解毒治法方藥。因為是第一個病房病人，所以選方用藥都比較謹慎。當患者三天後仍有咳嗽時，說明長者陽氣虛弱的表現影響疾病的康復，所以加強了祛邪。

二、新冠患者為甚麼會出現便秘？如何治療？

（一）濕熱導致熱結腸腑和耗氣傷津

　　新冠屬於溫病，病因就是濕熱，從而引起大便不通。溫病的大便不通有兩種：第一就是在溫病早期，熱盛之時，造成熱結腸腑；第二就是在溫病後期，濕熱耗氣傷津，導致津枯腸燥之便結難結。

（二）通下法

　　下法為八法之一，是溫病的主要治法之一。對於熱結腸腑，給予通腑泄熱的治法，以苦寒攻下的方藥，瀉下鬱熱，可以選擇宣白承氣湯、麻杏甘石湯、調味承氣湯等。對於津枯腸燥的便秘，增液通下，就是在滋養陰液時兼以通下，如增液湯等。

醫案②
急救第一處方醫案

患者，男，74歲。2022年4月8日首診。

病史摘要

科興疫苗接種兩次，疫苗末次接種日期：2022年3月22日；新冠檢測陽性日期：2022年4月6日，轉陰日期：2022年4月22日；入院日期：2022年4月8日，出院日期：2022年4月24日。

既往史： 高血壓，柏金遜症，認知障礙：疑似左側近端心室心房狹窄，關節炎，膝關節炎，姿勢性低血壓，右面、眼眶周圍皮膚的蜂窩組織炎。

治療經過

2022年4月20日上午12時

患者血壓升高至190/99mmHg，有醫師建議服用西藥可降壓，囑繼續監測，後血壓下降至160/90mmHg。下午2時，患者血壓再次上升至186/98mmHg，請西醫會診，西醫建議半小時監測一次；至4時，患者血壓仍沒降低。西醫意見仍為繼續監測。後予以大腹皮顆粒，1g，立即沖服。4時20分服藥，5時血壓下降至160/87mmHg。5時30分，血壓恢復正常為135/80mmHg。

2022年4月21日下午3時

患者血壓再次升高至189/100mmHg，西醫仍建議半小時監測一次；至4時，患者血壓仍沒降低。再次予以大腹皮顆粒1g，立即沖服。5時血壓恢復正常為124/73mmHg。

醫論：中醫應用於危急重症的思考

一、臨時一次性處方

過去我們一直以至少一天處方的方式給藥，似乎中藥不能應用於病房臨時的病情變化，該病例為在病房臨時一次性處方的靈活給藥形式，這個病例讓我們擴大了思維，也增加了臨床處理方法，對證處理時，不但可以用西藥，也可以用中藥。中藥不但可以一次性給單一的藥，也可以給予中藥複方，效率與西藥的片劑丸劑一樣的快，療效也很好。現在可以像西藥一樣，臨時一次給藥，增加靈活多變的給藥方式，適應患者的病情。

二、突破了應用中醫思維界限，創新性的解決了應對病房病情變化，只能用西藥處理的僵化思考模式

急症或病房病情變化，只能臨時給予西藥處理，如血壓臨時性升高，只能給予降壓藥、發熱只能給予西藥退燒。內地中醫院中西並用模式下中醫思維的退化，限制了中醫從業者思維，進而局限了中醫在臨床的應用。

此次的臨床處理，讓我們看到了中藥臨時性給藥的效果和可行性，突破了中醫從業者動則西藥的固有西醫思維僵化的局限，也提高了中醫治療疾病療效很好的信心。

三、建立「單症狀臨床處理方案」

該病例為在病房如何應對病情變化提供了可能的思路，如高熱、腹瀉、便秘、血壓高、血糖高等，可以對單個症狀（如發熱等）、單個指標（如血壓高、血糖高等）進行一步一步的臨床驗證和深入研究，為臨床的病情變化提供臨床應對方案，為進一步構建疾病的中西醫綜合處理方案做基礎。

四、中醫可以應用於危急重症

中醫不能用於急救，只能用於調理等的思想現在已經深入人心，甚至有的人認為中醫只能調理，不能治病，實在令人無語。

縱橫延綿數千年的中醫，怎麼可能不能用於急救？扁鵲的起死回生，仲景的人工呼吸，葛洪的肘後救急，明清的植骨術，葉天士及少林傷科的壓迫止血等等無 不是危急重症的臨床應用，保障了中華民族的繁衍昌盛。

五、突破中醫可以開死亡證明的法律限制

沒有法律的保障，中醫不可能參與對危急重症的治療；不能參與危急重症的救治，如何能提高中醫的水平，擴大病人的健康維護？中醫的許多傳統技術對於危急重症的救治，只有提高、豐富現有的醫療水平而不是拉低。世界上各個國家乃至各個學科的發展，都要兼容並蓄，都要借鑒一切有益的思想和技術。外國技術，中國可以用；中國技術，西方也在借鑒和照搬。醫學更不能例外，中醫和西醫都是醫學的重要組成部分，人為的割裂和對立，只會阻礙醫學的發展，只會有損人類的健康。中醫如果可以突破法律限制，參與危急重症的救治，醫學必將迎來有一個黃金時期。

醫案③
四肢俱冷醫案

患者，男，88歲。2022年3月31日首診。

病史摘要

　　科興疫苗接種一次，末次疫苗接種日期：2022年3月7日；新冠檢測陽性日期：2022年3月24日，轉陰日期：2022年3月31日；入院日期：2022年3月31日，出院日期：2022年4月9日。

主要症狀： 患者精神萎靡，身形瘦削，雙目緊閉，不能說話，對聲音略有反應。喉中有痰聲，身體蜷臥，四肢俱冷。餵食，納差，多寐，大便軟，量少，三日一次，小便用尿布。今日入院檢測為陰性。舌淡，苔薄白，脈弱。

既往史： 高血壓，高血糖，腦梗死，失智症，房顫所致的腦梗塞。

診斷： 新型冠狀病毒感染。

證型： 脾腎陽虛證。

治法： 溫陽益氣。

方藥： 太子參15g，神曲10g，炮薑5g，生白朮10g，山萸肉5g，生地10g，肉蓯蓉10g，黃芪10g。共三劑。

治療經過

2022年4月3日

　　患者四肢冰冷已明顯改善，胃納欠佳，多寐，舌淡，苔薄白，脈弱。患者現呼吸情況尚算穩定，服藥後症狀改善明顯，考慮患者年老體弱，脾腎雙虧，可以繼續使用溫陽益氣法。方藥如下：

　　太子參15g，炮薑5g，生白朮10g，神曲10g，山萸肉5g，生地10g，肉蓯蓉10g，黃芪10g，益智仁5g，炙甘草10g。

　　後患者症狀逐漸改善，四肢溫暖，原方續服。

2022 年 4 月 8 日

患者精神好，可點頭示意，無咳嗽咳痰，納可，二便正常。目前患者病情穩定，予以正常出院。

醫論：論老年四肢俱冷

一、治療思路

（1）中醫治病重點是辨證論治和整體觀念。患者雖然為新冠感染，但是身體整體情況仍然需要兼顧。也就是中醫講的整體觀念。該患者 3 月 24 日新冠檢測陽性，加之基礎疾病較多，所以一般情況較差。

（2）抓主證。望聞問切後，明確手足俱冷這一典型症狀的重要性，是這個患者的主證。結合四診，辨證為脾腎陽虛證。用藥後，患者情況，改善迅速。學生及年輕醫生，看到病人每天的改善，也增強了對中醫的信心，理解了中醫辨證論治的重要性。

二、病房許多老年患者為甚麼都是四肢俱冷

（一）甚麼是四肢俱冷

四肢俱冷，有稱手足厥冷、手足逆冷、手足厥逆、四逆等。主要是指從手和足發冷、發涼，向上到肘和膝的一種病理現象。是一種症狀。

四肢俱冷有兩種現象，一種是從手足冷至腕、踝的稱手足厥冷，手足厥冷輕者稱手足清冷、手足不溫。另一種從手足發冷至肘、膝的稱手足厥逆。

（二）厥與厥逆

厥與厥逆有三種含義：一是指手足厥冷；二是指卒然昏倒，不省人事的厥證；三是指六經不和的證候。

《傷寒論》厥陰病篇 337 條云：「凡厥者，陰陽氣不相順接，便為厥。厥者，手足逆冷者是也。」陰陽氣不相順接，就是指身體內的陽氣和陰液不能順利結合，而迴圈無端。從張仲景開始才有手足厥冷症名。

（三）手足厥冷分寒熱與治療

寒證手足厥冷，往往是由於機體陽氣衰微、陰寒內盛所導致，常伴有怕冷，下利清穀，脈沉微等，治宜回陽救逆，祛寒，方用四逆湯，大烏頭煎等方。

熱證手足厥冷，多因熱邪鬱遏，陽氣不能通達四肢，伴有胸腹煩熱，口渴等證，治宜宣透鬱熱，方用四逆散、白虎湯、承氣湯等。

（四）病房許多老年患者都是四肢俱冷的原因

1. 低水準的陰陽平衡

《素問‧陰陽應象大論》中云：「年四十而陰氣自半，起居衰矣；年五十，體重，耳目不聰明矣；年六十，陰痿，氣大衰，九竅不利，下虛上實，涕泣俱出矣。」年逾四十，生理功能開始減退，陰氣自半，陽氣亦必隨之減半，方能維持「陰平陽秘」的狀態，但這種陰平陽秘的水準較青壯年為低，是一種低水準的陰陽平衡，但其平衡協調同一般青壯年人相比，是低度的，穩定性差的。

2. 分清陰陽

老年人的身體狀況如深秋時分，殘陰暮陽。因此，老年病的治療，既要顧護陽氣，也要顧護陰血，在選方用藥上，不宜太辛燥而傷陰，也不宜太苦寒而傷陽。老年患者有明顯的陰虛內熱或陽虛不足症狀者，治療上應該遵循《景岳全書》中「善補陽者必於陰中求陽，則陽得陰助而生化無窮；善補陰者必於陽中求陰，則陰得陽升而泉源不竭」的原則。陰虛內熱明顯，以滋陰為主，在滋陰的同時要適當加入溫陽藥，不能一派清熱滋陰藥物；陽虛症狀明顯，以溫陽為主，在溫陽益氣的同時要適當加入滋陰藥，不宜一派溫補燥熱。

3. 病房許多長者主要是陽氣不足

病房長者，都是 70 歲以上，長期臥床，運動較少。久臥傷氣，加之運動量少，所以這些長者，都是陽氣虛弱、氣血虧虛所導致的。從病房整體情況來看，四肢俱冷的現象比較普遍，大都是陽氣不足導致。因為病房老人的特點是：長期臥床，缺少運動，飲食少。久臥傷氣，少運動少飲食，脾氣不足，所以氣虛導致陽虛。陽氣不足是病房長者的主要病機特點。

（五）重視長者的研究

　　目前大多數疾病的診治共識或指南，只是對於青壯年，而並不適用於老年人。現在香港已經進入老齡社會，我們有機會在長者病房，要積極觀察研究長者的生理病理特點，針對老年人進行臨床研究，以期對老年人的健康，保駕護航。

醫案④
共病醫案

患者，男，78歲。2022年4月首診。

病史摘要

科興疫苗接種一次，末次接種日期：2022年1月3日；新冠檢測陽性日期：2022年4月2日，轉陰日期：2022年4月18日；入院日期：2022年4月5日，出院日期：2022年4月20日。

患者的基礎疾病居然多達50種，如果算上2019冠狀病毒病，那就是51種疾病了。是我們病房基礎疾病最多的患者。基礎疾病多，就是共病現象，是老年最常見的問題。

醫論：論共病

一、概念

（1）共病是指同時存在兩種或兩種以上慢性疾病，包括軀體疾病和精神心理疾病，共病之間可互相影響，也可互不關聯。

（2）慢性疾病是指持續時間至少一年或以上，需要長期持續治療，可引起形態學改變，對患者生活品質有明顯影響的疾病。慢性疾病既包括軀體疾病如高血壓、糖尿病、冠心病、慢性呼吸系統疾病，也包括焦慮、抑鬱等精神疾病。

（3）老年綜合症是指多系統疾病累積的損傷效應使得老年人易受環境的影響，引起包括慢性疼痛、視力障礙、聽力障礙、睡眠障礙、跌倒、營養不良、大小便失禁、便秘、多重用藥等一組症候群。

（4）老年共病是指兩種或大於兩種慢性病共存於同一位老年人，簡稱共病。

目前認為慢性病不僅涉及老年人常見病（如高血壓、冠心病、腦血管疾病、糖尿病等），還包括老年人特有的老年問題或老年綜合症（如阿爾茨海默

病、營養不良、睡眠障礙、失禁、譫妄、抑鬱以及藥物成癮等）。老年共病患者因多病共存，在治療方面更可能服用多種藥物。

共病在 05 歲以上老年人中常見，但幾乎所有研究基於單病種，並且傾向於排除複雜病種的患者。共病的表現形式既可以是軀體 — 軀體疾病共存或軀體 — 精神心理疾病共存，也可以是精神心理疾病疊加或疾病 — 老年綜合症共存。

二、老年人共病現象非常普遍，相對死亡風險加大

隨着全球老年人口的持續增長以及老齡化社會的來臨，老年人共病現象也日益普遍，疾病負擔日益加重。在高收入國家，65 歲及以上的老年人約三分之二具有至少兩種慢性疾病，約 50% 具有至少三種，20% 具有五種或更多。另有研究表明，共病的患病率與年齡正相關，隨着年齡的增長，共病狀態在老年人群體中愈來愈常見。研究發現：患有而兩種以上慢性病的人群其相對死亡風險是未患有慢性病的人群的兩倍，患有三種以上慢性病的人群其相對死亡風險則是正常人的三倍。由此可見，老年人共病現象非常普遍，應引起更大的關注。

三、共病的治療難題 —— 多學科老年人共病的綜合評估和治療

對老年人進行共病綜合評估，需要用多學科的方法進行，對共病老年人的軀體健康、身體機能、心理健康和社會環境狀態進行多專案、多維度的綜合評估，並制訂和實施保護老年人健康和功能狀態為目的的治療計劃，包括多學科診斷和處理的整合，選擇恰當的處理以恢復、維持健康，提供照護環境、預後判斷及隨訪，最終目的是改善共病老人的軀體、功能、心理和社會等各方面問題。

然而對老年人的綜合評估之後的治療，又涉及到多重用藥的問題。多學科、多重用藥都是臨床處理的難點。這些都要求我們必須轉變醫療模式，將與以疾病為中心的專科醫療模式，改變為以患者為中心的醫療保健服務。不單純是醫療，還應該包含保健。

老年共病患者的疾病以慢性病為主，多學科整合團隊的治療模式可更好地

治療慢性病，對患者的評估更加準確，同時患者自我報告的治療和效果均有提高。故建立由醫生、臨床藥師、營養師、康復理療師、護師、社會工作者、患者本人及家屬組成的多學科整合團隊是處理老年共病問題的重要模式，可以更好地遵循「以患者為中心」的老年醫學治療理念，可以「一站式」為居家（養護）老人提供便捷全面的醫療服務。

四、中醫辨證論治、整體觀念為核心的醫學理念，以證統病，以患者整體為調理對象的方法，為共病的醫療保健提供了一種可能

隨年齡增長，人體臟腑機能漸衰，精氣不足是老年共病的基礎。氣血陰陽虛衰，臟腑虧損是老年共病的基本病機，本虛標實是老年共病的病機特點。老年患者診斷多，共病情況嚴重，干預單一疾病的藥物疊加會導致多重用藥問題。但從中醫角度看待老年疾病，不管是何種西醫診斷，中醫病機不外氣血陰陽寒熱虛實，不管是動脈硬化，還是骨質疏鬆，都可從本虛標實入手辨證論治。對於老年個體，可以用中醫辨證作為切入點，以證型統率疾病，雖有多個西醫診斷，也都屬同一種辨證，可以用一劑中藥複方或外治法治療，避免了多重用藥的風險。

面對多病共存的老年患者，西醫可能存在多重用藥風險，以中醫證型為切入點，辨證論治，可能是治療老年多病共存的有效途徑之一。中醫藥可通過益氣溫陽、滋陰養血、化痰祛濁、行氣活血、填精補髓的中藥複方或外治法綜合干預老年共病的病程，階段扭轉各種老年共病的發生發展。

醫案5
大複方醫案

患者，女，91歲。2022年4月首診。

病史摘要

　　科興疫苗接種兩次，末次接種日期：2022年4月7日；新冠檢測陽性日期：2022年4月16日，轉陰日期：2022年4月20日；入院日期：2022年4月17日，出院日期：2022年4月25日。

治療經過

一、話療

　　通過病房一段時間的觀察，我們發現對於這些長者，精神治療和身體治療一樣重要。於是我們規定，每天都要抽出至少兩小時進行精神治療，其實主要就是進行聊天、談話、聽音樂，於是醫師中有好事者，簡稱為「話療」。

二、二十四味

　　接診後，我們發現，患者居然服用24種西藥，活活的相當於我們香港煲湯的二十四味。因為藥物規格的問題，無法精確統計，我簡單的粗略計算了一下，患者一天服用至少47片藥，共8351.25mg。患者說：每次都服用一大把的藥，看着藥她說自己真是個藥罐子了；這麼多藥，就像吃飯一樣了，哪叫服藥呀，就是吃藥；年紀大了，記性不好，有時就會忘吃、少吃、多吃藥了。她問：這一把藥，是必須全部都要吃下去嗎？

　　後來我們與西醫醫生認真研究了患者的情況，應用中藥顆粒劑、推拿、艾灸等臨床適用技術而減少了對部分藥物的依賴，對藥物做了一些精簡。

　　多重用藥是老年人中的普遍現象，原因也是因為共病的問題。多重用藥，又帶來藥物之間的相衝，增加藥物的副作用，給人體帶來傷害，是臨床的一個重要問題。

醫論：論大複方與多重用藥

香港政府一站通網頁顯示：2021 年，65 歲或以上的人口會佔 15.7%（1,322,500 人），即每六名香港人中，約有一人是 65 歲或以上的長者。

本港的調查結果顯示，在 65 歲或以上的人士當中，有 75% 正罹患一種或多種慢性疾病。身體損傷和神經精神病也是兩大日趨嚴重的健康問題。長者較易因意外事故令身體受傷，例如跌傷、在過路時遇到交通意外受傷等，而抑鬱和癡呆是在年長人士之中兩種最常見的神經精神病，值得加倍留意。

一、多重用藥普遍存在

多重用藥，就是一般被定義為同時使用五種或更多藥物。隨着年齡的增長，老年人生理功能的減退，器官功能的退化，會出現更多需要治療的疾病，多病共存現象顯著增加。多病患者需要服用更多種類的藥物，存在多重用藥問題。北京市 80 歲以上老人人均服藥數量為 7.5 種，多重用藥比例達 64.8%；歐洲 51% 的高齡患者用藥超過六種；美國 75 歲至 85 歲社區老年患者中多重用藥率高達 36%；蘇格蘭 85 歲及以上老年人中約有 35% 正在接受十多種藥物治療。根據統計署數字，九成（92.7%）居於院舍的長者需長期服藥，其中四成（42.5%）更需長期服用五種或以上藥物（即「多重用藥」）。以上資料顯示高齡共病患者多重用藥普遍存在。

二、關注老年人多重用藥的風險

多藥聯合治療可能增加藥物相互作用的機會，部分會導致嚴重的後果。不良的藥物——藥物相互作用（adverse drug interactions，ADI）是因為藥物合用導致藥物療效和／或不良反應發生變化，其本質是因為藥物代謝的抑制（使藥物相對過量，導致相對不足，導致療效顯著降低）造成的。老年患者肝、腎功能減退以及體脂變化顯著改變藥物的分佈、代謝和排泄，增加發生藥物相互作用的風險，造成嚴重臨床後果甚至殘疾和死亡。關注老年人多重用藥的風險，以求避免或減少多藥聯合治療時藥物相互作用帶來的損害。

三、中醫藥介入，可以減少藥物應用，減輕風險，啟德方艙的中西醫結合首次病房配合，給這種研究提供了可能

根據中醫辨證論治，採用湯藥、推拿、針刺、艾灸、特色敷貼、足浴等內治、外治療法，對慢性痛症、胃口、睡眠、便秘、尿頻等疾病和症狀進行綜合調理，經過綜合評估，採用中西醫結合療法，充分發揮中醫藥特色優勢，可以讓老年患者更合理用藥，得到合理地醫療和照顧。

醫案 6
老年衰弱醫案

患者，女，85歲。2022年4月首診。

病史摘要

科興疫苗接種三針，末次接種日期：2022年3月20日；新冠檢測陽性日期：2022年3月10日，轉陰日期：2022年4月10日；入院日期：2022年4月4日，出院日期：2022年4月11日。

患者新冠症狀主要是有口乾、乾咳。經過常規處理後，很快就轉陰了。患者這種情況，主要是車禍後，造成氣血虛弱，加之逐漸的衰老，導致了失智情況的發生。其實就是老年衰弱的進展造成的，老年衰弱是老年人常見的身體狀況，是一個很複雜的問題。

醫論：論老年衰弱

香港已經進入老齡化社會，未來將會面臨龐大的老年人群，然而對於這一群體，年齡和疾病已不足以反應老年人的健康。衰弱概念的引入，可以更確切、客觀地反映老年人慢性健康問題和醫療需求，還可以解釋疾病預後、康復效果和生活品質的差異。

一、概念

衰弱至今仍沒有一個標準的、完整的定義，但國內外普遍認同的衰弱的核心概念是指老年人生理儲備下降及抗應激能力的減退，外界較小刺激即可引起臨床事件的發生。衰弱是一種全身性、多系統的、多方位的改變，主要表現為多臟器生理儲備功能、應激適應能力的衰退，並且衰弱的發展是一個動態的不斷演變的過程。

衰弱作為老年人臨床危險事件的前期狀態，與實際年齡相比，不僅可以更真實、客觀地反映老年人慢性健康問題和醫療需求，而且還可以預測疾病合併

症、跌倒、保健服務的使用、健康狀況、心理狀況、腦卒中、心血管疾病、日常生活能力受損程度、住院率、急診就診率甚至死亡率，特別是對公共健康相關領域的研究，以及解釋疾病預後、康復效果和生活品質的差異，衰弱作為一種即將發生失能等臨床事件的危險狀態，及時準確地識別並給予適度干預將改善老年人的生活狀況，甚至逆轉衰弱。因此，對衰弱的評估具有重要的臨床及實用意義。

二、中醫對衰弱的認識

衰弱相當於「虛損」「虛勞」「痿症」等中醫疾病範圍。老年人隨着年齡的增長，體內氣血會逐漸衰弱，陰陽逐漸失衡。衰弱的主要原因是精氣不足，臟腑陰陽氣血虛損導致的。人體衰弱以虛為主，但單純的虛證少見，「因虛致實」會出現實證，因虛而致病理產物的產生，可以成為繼發的病因，更進一步加快疾病的發生發展。在氣、血、陰、陽虛衰的虛證基礎上，出現痰、瘀、濕等實邪壅滯的實證，出現複雜的病理變化。

三、老年人衰弱的預防和治療

而通過干預可控因素（如鍛煉、營養、環境）或多學科綜合治療可以延遲甚至逆轉衰弱與運動系統傷殘，其中體能鍛煉最為重要，並已有研究顯示適度鍛煉及補充營養可以改善甚至逆轉肌少症，因此衰弱的早期篩查，及時給予有針對性的干預措施，被認為是優化衰弱老年人保健醫療的關鍵，並推廣應用於整個老齡化人口。

中醫認為老年衰弱綜合症的治療，以其病因病機為基礎，辨證審因，故其治療原則應以扶正補虛為主，具體治則當隨辨證，以補益腎精、調理脾胃、益氣升清、益氣溫陽、益氣養陰、滋陰補血為常用治法。補土派、溫補派、命門學說都是對老年衰弱防治，值得挖掘和研究。

醫案 7
推拿醫案

患者，女，60歲。2022年4月首診。

病史摘要

科興疫苗接種兩針，末次接種日期：2022年1月10日；新冠檢測陽性日期：2022年3月29日，轉陰日期：2022年4月5日；入院日期：2022年4月2日，出院日期：2022年4月10日。

治療經過

患者新冠治療採用的是2版方案的方B（銀翹散加減），疏風解表，清熱解毒的治法。轉陰後，主訴為肩痛，考慮為肩周炎，予以推拿治療，經過五天的治療後，患者肩痛緩解出院。

應用浸大中醫特色的肩周炎推拿三段療法：第一階段放鬆，手法採取滾法、揉法，讓患者熟悉按摩方式，放鬆肌肉，也可結合心理暗示的談話進行。第二解階段治療，手法採取一指禪的點、按、揉、滾，以及抓、撥、拿、捏、提；穴位為阿是穴、肩井、風池、肩髃穴等；肌肉有岡上肌、三角肌等上肢肌群；目的是疏散局部的筋節，鬆解黏連。第三階段恢復，採取牽拉、抖動和旋轉的手法，做外展、內收、前屈、後伸等動作，恢復肩關節功能。注意事項：①告知患者推拿過程中會有不同程度的疼痛，患者要避免對抗，進行配合；②要注意用力適度，以患者能夠忍受疼痛為度；③避免由於暴力推拿而導致肩關節的脫位和進一步的損傷。

推拿治療肩周炎，是中醫適宜技術之一。中醫適宜技術，具有比較明顯的中醫特色和臨床應用價值，應該在臨床以及病房上多多的應用。

醫論：中醫適宜技術在病房中的應用

中醫適宜技術在臨床多種疾病的預防、治療、康復、保健中均有獨特優勢，其作為我國醫學傳統瑰寶，歷經數千年的發展已經積累了豐富的經驗，在

多種疾病的治療中形成了更加科學及規範的治療體系，進一步推動了中醫學的現代化發展進程，同時也使中醫學科朝着更加科學、實用及規範、可行的方向發展。

一、中醫適宜技術的特點

中醫適宜技術是在中醫基礎理論的指導下的中醫診療技術，強調整體觀念及辨證施技，又稱為「傳統中醫療法」。它包括艾灸、推拿、針刺、拔罐、刮痧、穴位注射、運動、藥膳等，特別是灸法已在世界範圍內廣泛應用。中醫適宜技術具有成本低、安全性高等特點，臨床治療中運用中醫適宜技術，有助於提高療效。中醫適宜技術以其簡、便、廉、驗、效的特點而得到患者的認可。

二、中醫適宜技術可應用於慢性疾病和老年病

中醫適宜技術能夠有效的預防多種慢性疾病的發生及發展，極大的降低致殘率、致死率。老年人對中醫保健非常認同，並渴望得到中醫養生習慣、方法以及相關技術方面的指導和服務。面對日益嚴重的人口老齡化，將中醫適宜技術及其理念用於老年病防治，可以有效預防衰老，減輕肌肉流失，減少臨床用藥，豐富治療方式方法，使患者易於接受，完全可行且十分必要。

三、中醫適宜技術可應用於病房急症處理

病房的急症，要求快速、迅速、高效、療效好等特點，最好能無創、無副作用。中醫適宜技術，正符合急症處理的這些條件，並且效果很好。中醫適宜技術本身具有安全有效及價格親民等優勢，加上中醫適宜技術臨床應用的合理性及規範性，同時其在實際應用中還會充分考慮患者的具體病情及體質差異等對其辨證施膳及辨證施護等，再和穴位按摩、耳穴壓豆及中藥熏洗等中醫適宜技術進行有機結合，使中醫干預更加高效安全，從而促進患者康復，使患者滿意。本醫案就是一個鮮明的例子，沒有吃藥、沒有打針，僅僅通過按摩就解除了患者的症狀，值得努力挖掘和推廣。

醫案⑧
中醫外治法醫案

患者，男，81歲。2022年4月首診。

病史摘要

科興疫苗接種一針，疫苗末次接種日期：2022年3月24日；新冠檢測陽性日期：2022年3月24日，轉陰日期：2022年4月7日；入院日期：2022年3月31日，出院日期：2022年4月8日。

主要症狀： 患者沒有明顯的新冠症狀，稍有口乾。主要是雙下肢小腿，可見有暗紅色片狀皮疹，突出於皮膚表面，有脫屑，有抓痕、血痂、皮膚肥厚，呈苔蘚樣變。納一般，寐一般，二便一般。舌紅，苔薄黃，脈細數。

診斷： 新型冠狀病毒感染，雙下肢小腿皮疹。

治法： 疏風解表，清熱解毒。

方藥： 2版方案方B（銀翹散加減）。

治療經過

由於患者有皮炎，故而並囑外用青黛膏。患者用藥後皮膚症狀逐漸改善。2022年4月7日新冠檢測轉陰，2022年4月8日予以正常出院，出院時皮膚已經完全康復。

醫論：外治法在病房的應用

一、本案應用了外治法治療

患者皮疹考慮為風瘙癢病，老年患者一般為血虛肝旺引起生風生燥，肌膚失養而成。病程一般較久，情緒波動，可以引起發作或瘙癢加劇、治療上主要以養血平肝、祛風潤燥。對於風瘙癢，可以用外治法進行治療。囑以青黛膏外用。

青黛膏是以中藥青黛和黃連以及甘草，還有冰片和薄荷等為主要原料製成的中成藥，具有清熱解毒、涼血止血、消腫止痛、去濕止癢等功效。治療時需把患處清理乾淨，塗抹適量青黛膏並進行適度按摩，持續用藥三至五天以後症狀就能明顯減輕，持續用藥以後能讓病情完全康復。黛膏在使用時禁忌不多，只是那些皮膚容易過敏和出現嚴重潰瘍的人群不能直接塗抹青黛膏。

二、外治法是中醫外科最大的優勢及特色所在

中醫外治法是指運用藥物、手術、物理方法或使用一定的器械等，直接作用於患者體表某部或病變部位而達到治療目的的一種方法。「凡病多從外入，故醫有外治法。」外治法是中醫外科最大的優勢及特色所在，緣其病證多見於體表，就近給藥，直中病所，利於邪之早去。中醫外治法自形成到發展，由發展到成熟，歷經二千多年，逐漸形成具有完善理論基礎、豐富藥物劑型的外治法體系。

三、內外治法之間的關係

（一）理論相通，同出一源

《理瀹駢文・略言》云：「凡病多從外入，故醫有外治法。經文內取外取並列，未嘗教人專用內治也。若云外治不可恃，是聖言不足信矣。」六淫之邪多從外入，憑藉外治法予以祛邪截斷更加直接，歷代經典中並未教人專以湯劑內服治病，應當將內治法與外治法同等看待。

「外治之理，即內治之理；外治之藥，即內治之藥，所異者法爾，而神奇變幻。」可見外治與內治在理論上同出一源，從本質上講，都是借助藥性來糾正人體氣血陰陽的失衡狀態，只是落實到具體操作方法上各有千秋。

（二）通貫醫理，辨證清楚

理法方藥乃是一個嚴密的治療體系，共包含四個環節，環環相扣，不可分割。其中理是核心，在全域中佔有主導地位，直接決定了整個體系層次的高低，無論內治或是外治，都只是在理指導之下的治療手段而已，目的都是為了

將醫家的治療思想完整地貫徹實施，處於體系中的從屬地位。倘若不能做到通貫醫理，將治療法則了然於胸，無論內治還是外治都將如無源之水。

外治之法，必先通曉內治之理法，尤其是辨證論治之道，掌握精熟之後，可達到內外一貫之境界。外治手法靈活多變的同時法度嚴整，將外治之優勢發揮的淋漓盡致，看似駁雜繁複，實則如《內經》中言「雜合以治，各得其所宜」。

（三）內外治法區別

內治法相對精專，主要是依據藥組理論將配伍後的中藥煎煮、內服，通過中焦脾胃運化吸收，使藥物在體內按照其性味歸經、升降浮沉特性，經由氣血運行輸送到全身各處發揮藥效，整個過程全部在臟腑內進行，一旦服藥往往具有不可逆性，其治療效果主要取決於醫者針對病情辨證用藥的精確程度，需要有扎實的理論功底和豐富的臨床經驗。倘若能夠掌握內治之精髓，藥力可直達臟腑，效如桴鼓；但對於理論功底薄弱者盲目使用內治法也存在很大風險，而外治法具有由外而內的作用特點，對於行醫之人的用藥精準度要求沒有那麼苛刻，安全系數更高。

外治法作用途徑與內治法不同，藥物通過「切於皮膚，徹於肉理。攝於吸氣，融於滲液」的方式，透過皮膚黏膜屏障進入外周血液以及人體組織液循環系統，進一步轉運到患病部位發揮療作用，這種方式使得外治法在運用當中能夠發揮出一些獨特的優勢。

四、外治法應用的擴展

中醫外治法具有使藥效直達病所、直接作用於局部、不需內服藥物、不良反應小、可隨時撤藥、胃腸刺激少、避免首過效應等優點；無論虛證、實證或者虛實夾雜證，均可應用，也可作為內治法的重要補充治療手段。對於減少多重用藥，都有重要意義。目前外治法，不僅用於外科對於內科、婦科、兒科等都可應用。如痛症、腹瀉、胃痛、哮喘、痛經等等，外治法都能起到重要的作用。中醫病房內也應重視外治法的使用，這樣對於一些急症的處理，能起到意想不到的效果，比如痛症，可以應用中藥外敷等等。對於老年共病及多重用藥都有很重要的意義，有必要進行大力的挖掘和研究。

醫案⑨
百歲老人醫案

患者，女，100歲。2022年4月8日首診。

病史摘要

科興疫苗接種兩針，末次接種日期不清；新冠檢測陽性日期：2022年4月4日，轉陰日期：2022年4月16日；入院日期：2022年4月8日，出院日期：2022年4月19日。

主要症狀： 微怕冷，咳嗽、咯痰，痰難咳出，口乾，無咽痛，無咽喉瘙癢，無鼻水，四肢涼；皮膚搔癢，腰部尤甚；面色少華，體瘦。納一般，寐差，大便三日一次、質軟、量少、大便較難解出，小便可。舌紅，苔微黃膩，脈浮數。

診斷： 新型冠狀病毒感染。

證型： 風熱夾濕毒犯肺。

治法： 疏風解表，清熱解毒。

方藥： 金銀花15g，連翹15g，桔梗15g，蘆根20g，荊芥穗5g，前胡10g，黃芩10g，牛蒡子10g，藿香10g，茵陳15g，車前草12g，甘草5g。共三劑。

治療經過

2022年4月11日

主要症狀： 咳嗽、咯痰、口乾減輕，皮膚搔癢減輕；手足涼，乏力。納可，寐差減輕，大便三日一次，稍偏爛。舌紅，苔微膩，脈細數。予以原方續服三劑。

2022年4月14日

主要症狀： 咳嗽、咯痰、口乾明顯緩解，痰難咳出，皮膚搔癢減輕；手足涼，乏力。納可，寐差減輕，大便三日一次，稍偏爛。舌紅，苔微膩，脈細數。患者手足俱冷，大便偏爛，考慮為脾腎陽虛

所致。

方藥： 桔梗 15g，蘆根 20g，黃芩 10g，牛蒡子 10g，藿香 10g，茵陳 15g，砂仁 5g，酸棗仁 15g，炮薑 6g，黃芪 10g，肉蓯蓉 10g，甘草 5g。共四劑。

2022 年 4 月 17 日

主要症狀： 咳嗽、咯痰、口乾、皮膚搔癢基本緩解，手足暖，乏力，大便一日一次，質地可。納可，寐可，舌紅，苔微膩，脈細數。新冠快速檢測陰性。考慮後新冠已經轉陰，患者尚有口乾、乏力，並陽氣不足。

方藥： 桔梗 15g，蘆根 20g，黃芩 10g，牛蒡子 10g，藿香 10g，茵陳 15g，砂仁 5g，酸棗仁 15g，炮薑 6g，黃芪 10g，肉蓯蓉 10g，甘草 5g。共三劑。

2022 年 4 月 19 日

患者無不適主訴，納可，眠差可，二便調。今日出院。

醫論：長者生理及病理的特點

一、本案啟發

衰老可能是一個被想當然的概念，一個心理感受和社會感受的名詞。老年人的虛弱、無助、多病，常常是一種習慣性、被賦予的無助，而不全是必然的生理過程。在中國傳統文化中，人的歲數上了六十稱之為「花甲」，上了七十，謂之「古稀」。據考古學家對古墓中挖出來的骨骼的探究發現，中國古代的人均壽命普遍低於七十。而現在，60 歲、70 歲乃至 80 歲以上的人，都有仍在繼續工作的。可見，條件的改善、心態的改變、社會評價的轉變，對於人的衰老也影響巨大。如果老年人對自己的生活有更多的控制權，由自己決定如何生活、工作、娛樂，自己照顧房間裏的植物，就會比那些被全方位照顧的老人更加快樂、年輕和長壽。這或許也就是上工治未病的含義。

二、長者生理及病理的特點

生長壯老死，是生命的自然規律。生命的本質必然由健康走向衰退（軀體

失能、失智）、衰竭（器官功能抵達極限）。《論語》云：「及其老也，血氣既衰」，即把人體形態容貌不及青年、形體氣血逐漸衰退、年事過高稱為「老」。現代醫學則認為，衰老是從生殖成熟之後開始或加速的，具有普遍性、累積性、內生性、漸進性、危害性的一種生命過程。香港一般把 65 歲以上的人士界定為長者。

（一）精氣不足是長者的主要生理特點

衰老是人的機體功能逐漸減退的的長期過程，人自然壽命的長短，與先天稟賦有關，而稟賦主要取決於腎之精氣的盈虛。《內經》曰：「年四十而陰氣自半也。」一般人而言，年逾四十精氣即已大為衰減，進入老年後則精氣衰減更甚。因此，精氣不足為老年人最基本的生理特點。

（二）長者的病理特點

老年人由於精氣不足，導致臟腑機能衰退，從而出現形羸氣弱、反應遲鈍、背傴腰僂、食少運遲、四肢懈墮、動作遲緩、心悸健忘、動則喘息、耳聾目花、肢冷發白、孤僻固執等諸多「老象」，這些「老象」既是老年之生理表現，又是產生各種老年病的病理基礎。

1. 陰陽兩虛，以陽虛為主

《素問・陰陽應象大論》中有：「年四十而陰氣自半，起居衰矣；年五十，體重，耳目不聰明矣；年六十，陰痿，氣大衰，九竅不利，下虛上實，涕泣俱出矣。」年逾四十，生理功開始減退，陰氣自半，陽氣亦必隨之減半，方能維持「陰平陽秘」的狀態，但這種陰平陽秘的水平較青壯年為低，是一種低水平的陰陽平衡。

《素問・生氣通天論》云：「陰平陽秘，精神乃治；陰陽離決，精氣乃絕。」健康的老年人在正常的生理狀態下，雖無明顯的陰陽失衡的病態，但其平衡協調同一般青壯年人相比，是低度的，穩定性差的，人也就逐漸衰老以致發生疾病。

2. 氣血耗損，以氣虛為主

氣和血是維持生命活動的物質基礎，二者相輔相成，維持新陳代謝的各種機能活動。人進入老年期後，在生理上出現種種的衰老，究其根源，主要是由

於氣虛血少。故老年人常感覺氣短、乏力、懶言、語音低微、頭暈自汗等，即為氣虛。老年人還易出現血虛之證，如心血虛可見心悸失眠、面色蒼白無華等；肝血不足，則見頭暈、眼花、爪甲不榮、肢體麻木等等。由於氣為血帥，氣虛則運行無力，可致血行不暢而發生血瘀，出現肢體麻木、疼痛。氣滯血瘀是老年人發生種急慢性疾病的重要因素。

3. 臟腑虛損，以五臟虛損為主

臟腑虛損是老年人重要的生理病理特點，具體體現在：老年人心氣減弱，功能衰退，導致血脈運行的障礙和思維活動的異常，可見心悸、氣短、失眠多夢等。肝氣衰減，常見肝血不足則眼目乾澀，視力減退，筋不能動、頭暈目眩、肢體麻木等。老年體弱肺氣虛損，宣降治節失常，可見氣短喘促、自汗、咳嗽痰多等。脾胃虛薄，不能消納，可見食少、腹泄便秘、脘悶、納呆等。年老腎氣不足，腎陰虧損天癸竭精少，可見尿頻、尿急、耳聾耳鳴等。腦為髓海，老年則腦漸空，多見健忘、思維遲鈍等。老年人骨骼因筋柔骨萎，可見背彎佝僂、步履蹣跚等。老人肌肉萎縮，皮膚粗糙、瘙癢，毛髮稀落、變白甚至脫光都是衰老的主要象徵。

4. 抑鬱

當代社會，生活節奏加快，科技日新月異，老年人接受能力較差，不容易學習和接受新的知識和事物，也缺少集體生活，導致容易出現消極情緒、情感低落、老年性人格異常、離退休綜合症等症狀，並且它成為了老年人的突出體質特點。失落感、孤獨感，加上機體衰弱，身上的不適感和情緒失調造成老年人抑鬱。

醫案⑩
溫陽通便法醫案

患者，女，82歲。2021年3月31日首診。

病史摘要

　　科興疫苗接種一次，接種日期：2022年3月7日；新冠檢測陽性日期：2022年3月23日，轉陰日期：2022年4月6日；入院日期：2022年3月31日，出院日期：2022年4月8日。

主要症狀：微怕風，口稍乾，周身痠痛，乏力，手足涼。納一般，寐差，大便三日一次、量少、質軟、大便難，小便應用尿不濕。舌紅，苔黃膩，脈浮數。輪椅入院。

既往史：高血壓、高血糖、中風、失智症。

診斷：新型冠狀病毒感染。

證型：風熱夾濕毒犯肺證。

治法：疏風解表清熱解毒。

方藥：金銀花15g，連翹15g，桔梗15g，蘆根20g，荊芥穗5g，前胡10g，黃芩10g，牛蒡子10g，藿香10g，茵陳15g，車前草12g，甘草5g。共三劑。

治療經過

2021年4月3日

主要症狀：微怕風、周身痠痛基本緩解，口稍乾，乏力，手足涼。納一般，寐差，大便三日一次，量少，質稍爛，排便困難；小便應用尿不濕。舌紅，苔黃膩，脈浮數。去荊芥、車前草，加黃芪10g、肉蓯蓉10g以補氣溫陽通便。

方藥：金銀花15g，連翹15g，桔梗15g，蘆根20g，黃芪10g，前胡10g，黃芩10g，牛蒡子10g，藿香10g，茵陳15g，肉蓯蓉10g，甘草5g。共三劑。

2021 年 4 月 6 日

主要症狀： 今日新冠檢測轉陰。患者仍有乏力，口稍乾，手足涼減輕。納一般，寐差減輕，大便一日一次，量可，質稍爛，排便困難緩解；小便應用尿不濕。舌紅，苔稍膩，脈細。原方續服三日。

2021 年 4 月 9 日

患者無不適主訴，給予出院。出院帶藥為 2 版方案中的滋陰止嗽散五劑。

診療思路： ①患者診斷老年女性，新冠檢測陽性。有怕冷、身痛、口乾，故首診診斷治療較為明確。②經首診治療後，大便及手足俱冷，緩解不明顯，故調整方藥，予以溫陽補氣。療效較好。

醫論：長者疾病特點

一、本案大便困難是老年衰老的症狀

大便難是指排便困難，其實質是機體大便無力，質地軟，就是虛。而新冠由於是外感熱病，大便一般比較硬。老年人大便難排，主要就是老年體虛導致，是老年衰老的表現，這是和新型冠狀病毒感染引起的便秘是有明顯區別的。

二、衰老與疾病難以區分

衰老是隨增齡而加重的不可逆變化，衰老的過程就是機體的適應能力及儲備能力下降。老年人自身的調節機制變得不敏感、不精確、緩慢以外，各臟器功能都在逐步的退化。臟器功能退化，導致老年人會出現許多「老象」，如耳鳴耳聾、視力下降、行動遲緩、記憶力下降等。這些有時很難區分是獨立性疾病還是自然衰老。

三、多病共存，病因複雜，長期積累，易誘發併發症

多病共存的表現形式主要是多系統疾病同時存在，如可同時患有高血壓病、糖尿病、中風、哮喘等疾病。也可能是同一個系統的多種病變，如同時存

在肺源性心臟病、心瓣膜病、心律失常、冠心病等。另外，老年病人尤其是高齡患病後常可發生多種併發症，這是老年病的最大特點。如骨盆骨折患者，又因臥床繼發了肺炎，呼吸衰竭，又做了氣管切開等。

四、起病緩慢、隱匿、不典型

由於老年人敏感性降低，加之多種疾病並存，部分患者無法如實反映病情，必然使臨床表現複雜而不典型，該有的沒有、不該有的有、該高的不高、不該高的卻高，常表現為病情重而症狀輕或無症狀。重視老年症狀的不典型性是十分重要的，加強病情監察，搜集診斷依據尤為重要，慎防漏診誤診。

五、變化迅速，治療難度大，預後差

由於老年人功能低下，機體抗病能力和修復能力下降，從而使病情變化迅速，治療效果差，病情遷延，恢復緩慢。

醫案 11
蒿芩枇杷湯醫案

患者，女，78歲。2022年4月6日首診。

病史摘要

科興疫苗接種兩次，末次接種日期：2022年3月31日；新冠檢測陽性日期：2022年4月5日，轉陰日期：4月11日；入院日期：2022年4月6日，出院日期：2022年4月12日。

主要症狀： 咽痛，咳嗽輕，稍口乾；納可，寐可，二便可。舌紅，苔薄黃膩，脈浮數。

診　斷： 新型冠狀病毒感染。

證　型： 風熱犯衛證。

治　法： 疏散風熱，清熱解毒。

方　藥： 蒿芩枇杷湯（協定方）。

青蒿10g，黃芩10g，枇杷葉10g，梔子10g，竹茹10g，玄參10g，魚腥草10g，柴胡10g，太子參15g，陳皮10g，法半夏10g，甘草5g。共三劑。

治療經過

患者服藥一天後，咽痛緩解。4月9日巡房，患者無咽痛，無咳嗽，無咳痰，有少許口乾。原方續服三日。4月11日轉陰，4月12日予以出院。

按：咽痛是這個患者的主要特點，是主證。結合病房長者的特點、用藥回饋以及新型冠狀病毒病機變化，特立此方。此方根據蒿芩清膽湯化裁而來。特點是醫理清晰，治法圓機，方藥精簡，柔藥柔劑，用藥輕靈，藥性平和，藥力精專，先證而治，截斷扭轉。

醫論：論咽痛

咽痛是咽喉部最常見的症狀，為單側或雙側咽部疼痛，伴有咽喉紅腫及吞

咽不利、發音沙啞等，多見於急慢性咽炎、扁桃體炎、咽部潰瘍等疾病。咽痛雖然不是一個獨立的病，卻是很多病比較常見且主要的症狀，病因也很複雜，外因多為風、熱、濕、寒、疫等邪乘機侵犯，化熱上達咽喉。咽喉不論在呼吸系統中還是在消化系統中都起著關鍵的作用，常被稱為扼要之地、要塞之地，因此對於咽喉疼痛的治療顯得尤為重要。臨床很多慢性咽痛的患者久治不癒，給患者的工作和生活帶來很多不利。

一、咽喉部的經絡循行

咽喉部是經脈循行交會之處，經絡分佈複雜豐富，咽喉是五臟六腑交通內外的竅道，與臟腑經絡氣血有密切聯繫，在十二經脈中，除手厥陰心包經和足太陽膀胱經間接通於咽喉外，其餘經脈都直接與咽喉有關聯，《儒門事親·喉舌緩急砭藥不同解》謂：「十二經，惟足太陽別項下，其餘皆湊於喉嚨。」全身五臟六腑的經氣皆可上達咽喉。這些臟腑有了病變，病邪可循着經脈上達咽喉，出現咽喉疼痛等不適。

二、咽痛相關論述

（一）《黃帝內經》

《黃帝內經》對咽痛的病機多歸屬於火熱，主要是火熱之邪結於咽部，咽喉機竅不利而發病，有外感也有內傷，或虛火或實火。

《黃帝內經》對咽痛的治療主要有：主要是針刺放血，取穴中指次指爪甲下（小指次指爪甲下）、足下中央之脈、然谷、取之所別，也即關沖、湧泉、然谷、豐隆穴，現在臨床多用於咽喉急性炎症，可收立竿見影之效，這也就是我們現在臨床常用的刺營法即放血療法，《黃帝內經》所提到的咽痛治療方法只有針刺放血。

（二）《傷寒論》

《傷寒論》中六次提到咽痛一症，其中列出了五首治療的方劑：豬膚湯、甘草湯、桔梗湯、苦酒湯、半夏散及湯。豬膚湯組成：豬膚，白蜜，白粉。甘

草湯方：甘草。桔梗湯方：桔梗、甘草。苦酒湯方：半夏、雞子清、苦酒。半夏散：半夏、桂枝、炙甘草。

《傷寒論》咽痛方所主治之咽痛或因陰虛虛火上炎、或因風寒兼痰客於少陰，咽雖痛，但僅有或無輕微紅腫疼痛。仲景所言咽痛以寒、虛為主，治療以滋腎潤肺、斂瘡消腫、散寒通陽為主。

(三)鄭梅澗《重樓玉鑰》

《重樓玉顱》四卷。又有《咽喉脈證通論》一卷，相傳為宋異僧所遺。書中認為，喉證之中，尤以風、痰、火為主。凡遇此症，不論緩急，只以下氣消痰為主，次則清火涼血。書中指出，桔梗、甘草、升麻、半夏、生薑為喉證禁忌之藥。

(四)陳根儒《喉科要旨》

清代陳根儒所著《喉科要旨》一卷，對喉科之症頗多研究。陳氏尤其強調喉證之防護。「今欲防喉證，莫如使血勿熱，欲血勿熱，當慎其居處，節其飲食，時其藥餌而調之，無病之時常如有病，則病無自入也矣。」實可謂真知灼見也。

(五)吳鞠通

咽痛的主要病機是火熱之邪結於咽部，或實火或虛火，或有陰傷，總不離火熱熏灼之弊。「咽痛者，經謂一陰一陽結，謂之喉痺。」吳氏善用馬勃、牛蒡子、玄參等藥物治療咽痛，臨證之時善於辨別，有是證則用是藥，絕不胡亂堆砌，夾雜使用。

(六)秘方咽痛散

用於救治咽腫喉痛急症，多立竿見影。藥物組成：牛黃 5g、麝香 1g、薄荷冰 20g、硼砂 15g，共研成細麵，裝入瓷瓶或玻璃瓶內密封備用。適應證：咽喉紅腫熱痛。用法：將藥麵用吹藥器噴入紅、腫、痛處，患者即刻感覺局部發涼如含冰塊，從咽喉部直至胃上口處為度。

三、傷寒和溫病論治咽痛的聯繫與區別

（一）聯繫

　　溫病繼承傷寒，取少陽及少陰咽痛，方法選用傷寒的治療方法，如少陰用半夏和桂枝、少陽用黃芩和牛蒡，並發揮了溫病的治療特色，如少陽用牛蒡子、射干、玄參等。

（二）區別

　　在辨證論治方面，傷寒以六經辨證為核心，善於從六經論治咽喉痛。溫病則以三焦辨證及衛氣營血辨證為核心，注重病因，如風熱、濕熱、溫毒、溫熱、風熱時毒等。在治法方面，傷寒長於滋陰降火（如豬膚湯），溫通散寒（如半夏散及湯、通脈四逆湯）。溫病長於清熱解毒，如涼膈散（芒硝、大黃、梔子、連翹、黃芩、薄荷）、銀翹散、銀翹馬勃散（銀花、連翹、射干、馬勃、牛蒡子，阻甚加滑石、桔梗、葦根），清熱祛濕用甘露消毒丹（藿香、白蔻仁、茵陳、滑石、木通、石菖蒲、黃芩、連翹、貝母、射干、薄荷）。

　　本案的咽痛，就是溫病的咽痛，所以治法重點是清熱解毒。

新冠 2 版方案治療醫案

醫案 12

濕毒鬱肺困脾證（邪犯太陰）

患者，男，74 歲。2022 年 4 月 3 日首診。

病史摘要

科興疫苗接種兩次，末次接種時間：2021 年 6 月 16 日；新冠檢測陽性日期：2022 年 4 月 2 日，轉陰日期：2022 年 4 月 7 日；入院日期：2022 年 4 月 3 日，出院日期：2022 年 4 月 8 日。

主要症狀： 怕冷，發熱，最高體溫 38.4℃；腹痛，腹瀉，水樣便，一天五次；頭痛，流鼻水，也伴有噁心、乏力、輕咳等。舌質淡，苔白膩，脈濡。

既往史： 高血壓、慢阻肺、哮喘。

診斷： 新型冠狀病毒感染。

治法： 解表化濕，理氣宣肺。

方藥： 藿香正氣散合麻杏薏甘湯。

廣藿香 15g，蒼朮 10g，紫蘇葉 10g，杏仁 10g，茯苓 15g，厚朴 10g，草果 10g，生薑 5g，麻黃 6g，生薏仁 30g，大腹皮 10g，黃芩 8g。共三劑。

治療經過

2022 年 4 月 5 日，患者服藥症狀逐漸減輕，腹瀉完全緩解。4 月 6 日巡

房，患者主要是有口乾、少許咳嗽。給予2版方案中方D2止嗽滋陰湯三劑。4月7日，新冠檢測轉陰，4月8日予以常規出院。

醫論：論實則陽明，虛則太陰

香港氣候濕熱，地處卑濕，不但真傷寒少見，連純粹之溫熱亦不多見，所致外感多夾濕邪為患。治時病當化濕為先。濕喜歸脾，脾屬太陰，與胃同居中央，為運化之樞紐。脾胃有病，每見胸膈痞悶，納少肢倦。濕去則脾運，脾運則胃蘇，水穀之道路暢通。得穀者昌，此培後天之本。

清代醫學家柯韻伯提出「實則陽明，虛則太陰」，言簡意賅，高度地概括了陽明、太陰的病變規律。陽明、太陰，主要是指二經的相互臟腑，也就是說陽明之胃與大腸；太陰之脾之與肺，尤其是指足陽明胃腑，足太陰脾臟。至於「虛」「實」是針對它們各自臨床症證性質而言。

「實則陽明，虛則太陰」，指外感熱病當病邪內傳時兩種不同的病理變化。一是患者中氣足，入裏時多傷津化熱，成為胃腸實熱證。胃屬陽明，故稱「實則陽明」。一是患者中氣虛弱，入裏的邪氣不能化熱，寒傷陽氣，以致脾陽失運，成為脾胃虛寒證。脾屬太陰，故稱「虛則太陰」。

從大便硬或溏可以測知陽明太陰的陰陽進退從化，大便硬的屬陽明燥證，大便溏的屬太陰濕證。但在臨床上，除了起病出現大便硬等的陽明證或大便溏等的太陰證以外，還有在其病的發展過程中，或由大便硬轉化成大便溏，或由大便溏轉化成大便硬的，這是因為陽明病和太陰病能夠互相轉化的緣故。

醫案 13

疫毒閉肺，痰熱內結醫案

患者，女，74歲。2022年4月3日首診。

病史摘要

科興疫苗接種三次，末次接種時間：2021年4月30日；新冠檢測陽性日期：2022年4月1日，轉陰日期：2022年4月6日；入院日期：2022年4月3日，出院日期：2022年4月17日。

主要症狀： 自感發熱，咳嗽，痰黏難咯，痰黃白相間，憋悶氣促，咽痛，口乾，頭痛，乏力，身重。納一般，寐差，便秘不暢。舌紅，苔黃膩，脈滑數。

既往史： 高血壓，前臂骨折。

治法： 清熱解毒，止咳平喘。

方藥： 麻黃5g，苦杏仁10g，生石膏15g，黃芩10g，前胡10g，浙貝母10g，桑白皮10g，玄參10g，蘆根20g，馬鞭草15g，藿香10g，桔梗15g，生甘草10g。共三劑。

治療經過

這個病人比較典型，比較樂觀。恢復比較快。三天後，症狀基本緩解，唯有口乾。囑原方續服三劑，4月5日患者新冠檢測轉為陰性。此案，患者樂觀的生活態度，以讓病情舒緩明顯，可見情志在老年病治療中有重要的作用。

醫論：調暢情志在老年病治療中的作用

情志學說是中醫學的重要內容，幾千年來對指導臨床防病、治病具有重要作用。隨着社會進步和發展，人類賴以生存的自然、社會、工作和生活環境發生着深刻的變化，各種因社會、心理或行為因素所致疾病急劇上升，情志所致疾病的防治及情志學說的發展有重要意義，在老年人中更具代表性。情志病證是指在疾病發生、發展與轉歸過程中，情志因素起主要作用的一類疾病，包括

精神疾病、心身疾病、心理疾病、神經疾病及一切功能性疾病。

一、老年人的情志以憂思悲傷為常見

隨着老年人年歲增加，老年人臟腑正氣愈加衰敗。老年人本身的孤獨感、無用感、被拋棄感等都逐步的增加。老年人患病以後常常處於憂愁、猜疑、恐懼、焦慮、痛苦失望、悲觀厭世、孤寂的精神狀態之中，這些不利於患者身心健康的有害因素，直接影響疾病的轉歸和身體健康。老年人心理活動主要特點是：自尊心、猜疑心加重，依賴性、波動性強，易激動和憤怒；易焦慮和恐懼等。老年人的情志以憂思悲傷為常見。

二、調暢情志，療人之心

情志對老年人的改變主要通過影響人體氣機而形成。怒、喜、思、悲、恐均影響氣機升降出入的運行，任何一種情志發生太過或不及，均導致氣機運行的失常，氣血津液的代謝失常，從而影響老年人疾病的形成。情志也可以直接對五臟產生影響，怒傷肝，喜傷心，憂傷肺，思傷脾，恐傷腎，某一種情志的過度刺激或長期刺激會影響特定臟腑的功能，使病理產物堆積，加重基礎疾病。

許浚《東醫寶鑒》說：「今之醫者，惟知療人之疾，而不知療人之心，是猶捨本逐末，而攻其流，欲求疾癒，不亦愚乎？」他大力提倡「療人之心」的精神療法。《素問‧湯液醪醴論》指出：「精神不進，志意不治，故病不可癒。」主張治病要注重調暢情志，充分發揮內因在治療中的作用

三、治療方法

早在《黃帝內經》時期就已經提出了情志相勝、移情變氣、言語開導、氣功導引、針灸按摩以及藥物治療等治療情志病證的方法，後世醫家張從正、朱丹溪等在臨床實踐中進一步驗證、發揚，逐步形成了較為系統的情志病證治療方法。時至今日，雖然由於現代心理療法的客觀性、實證性受到廣泛認同，傳統的中醫心理療法逐漸被相容，但是中藥複方以其療效確切、毒副作用小等優勢仍在情志病證的治療中發揮着重要作用。

醫案 14
風熱夾濕毒犯肺證醫案

患者，男，74歲。2022年4月3日首診。

病史摘要

科興疫苗接種三次，疫苗末次接種日期：2022年3月29日；新冠確診日期：2022年3月31日，轉陰日期：2022年4月6日；入院日期：2022年4月3日，出院日期：2022年4月7日。

主要症狀： 惡寒，發熱，最高體溫達38.4℃，頭痛，咽痛，周身痠痛，流鼻水，乏力，胸悶脘痞，無汗或汗出不暢；舌質邊尖紅，苔薄膩，脈浮數。

既往史： 高血壓、高血糖、哮喘。

治法： 疏風解表，清熱解毒。

方藥： 金銀花15g，連翹15g，桔梗15g，蘆根20g，荊芥穗5g，前胡10g，黃芩10g，牛蒡子10g，甘草5g，藿香10g，綿茵陳15g，車前草12g。

治療經過

服藥一天後，患者體溫恢復正常，臨床症狀都有緩解，後原方續服。4月6日患者檢測轉陰，4月7日出院。

醫論：溫病為甚麼會有怕冷？

該患者有惡寒怕冷的症狀，一般來說溫病患者，主要應該是發熱，為甚麼會有怕冷呢？並且經過疏風解表，清熱解毒後，怕冷症狀緩解，的確值得探討。

一、溫病的概念

溫病學是研究溫病發生發展規律及其預防和診治方法的一門學科。溫病學是經過了一個漫長的歷史過程才逐步發展成為一門獨立學科的。歷代醫家通過長期的實踐觀察和研究，發現溫病在病因、病機和臨床表現等方面具有共同的特點和獨特的規律而有別於其他疾病。在實踐經驗不斷積累、認識不斷深化的基礎上，逐步總結出一套完整的理論體系和診治方法，從而形成了溫病學。

溫病是由溫邪引起的以發熱為主證，具有熱象偏重、易化燥傷陰等特點的一類急性外感熱病。這類疾病在發生發展過程中都具有溫熱性質的特點，所以總稱為溫病。

溫邪包括了風熱病邪、暑熱病邪、濕熱病邪、燥熱病邪，以及傳統認為是「伏寒化溫」的溫熱病邪，即溫邪可兼具風、暑、濕、燥等外感病邪的性質。

溫邪的特異性主要在於它是從外而侵襲人體，故與內傷雜病的病因不同；它又具有溫熱性質，故與風寒類外感疾病有別。

二、惡寒、發熱與溫病

惡寒就是患者有怕冷的感覺，雖加衣被或近火取暖，仍不能解其寒。怕冷相當於惡寒。那為甚麼會發熱呢？

衛氣是人體陽氣之一，主要敷佈於人的體表，能溫養肌膚，有抵禦外邪的侵襲和驅邪外出的作用。它內與肺氣相通，外司毛孔、汗腺的開合。由於外邪襲表，影響衛陽的「溫分肉」功能，肌表失去溫煦則惡寒。外邪束表，玄府閉塞，衛氣鬱而化熱和衛氣與邪氣相爭，故而發熱。

三、溫病怕冷，是否需要辛溫解表？

溫病怕冷的原因，是衛氣與病邪抗爭，衛陽被邪氣所遏制，肌膚失卻衛氣的溫養，所以出現怕冷惡寒。衛氣與邪氣相抗爭，必引起發熱。所以溫病怕冷的原因，在於感受溫邪，而不是感受寒邪。所以只需要辛涼解表，而不是辛溫解表。

醫案⓯

肺氣不宣，濕濁內阻證醫案

患者，女，92歲。2022年4月2日首診。

病史摘要

　　復必泰疫苗接種兩次，末次接種日期：2021年11月8日；新冠檢測陽性日期：2022年3月29日，轉陰日期：2022年4月5日；入院日期：2022年4月2日，出院日期：2022年4月6日。

主要症狀：咳嗽輕，偶有白痰，神疲乏力，納差，眠差，大便溏，無發熱惡寒，無汗出，無其他不適。舌質淡，苔微膩，脈細弱。

診斷：　　新型冠狀病毒感染。

證型：　　肺氣不宣，濕濁內阻證。

治法：　　宣肺止咳，健脾祛濕。

方藥：　　運脾止嗽湯。

　　　　　　桔梗10g，紫菀10g，百部5g，白前10g，浙貝母10g，陳皮10g，法半夏10g，茯苓15g，炙甘草10g，太子參15g，龍骨15g，炒枳殼10g，神曲10g。共三劑。

治療經過

　　患者服藥後，症狀逐漸減輕。4月5日新冠症狀轉陰，無不適主訴，原方續服三劑，4月6日出院。

醫論：新型冠狀病毒感染的基本病機

　　新型冠狀病毒感染，屬於中醫學「疫病」範疇。病因為新冠疫毒，以及香港的氣候濕熱，形成寒、熱、濕夾雜的「疫癘之氣」，侵襲人體，疫氣相傳，致使疫病流行。

　　新冠疫毒與「風、寒、暑、濕、燥、火」等六淫相合，外襲肌表，入於肺系，繼而化熱壅肺犯胃，甚或直中五臟六腑。病變部位主要在肺，涉及脾、胃、腎，病機特點為「風、寒、熱、濕、疫毒、虛」。

醫案16
肺陰虧虛證醫案

患者，男，84歲。2022年4月2日首診。

病史摘要

復必泰疫苗接種兩次，末次接種日期不詳；新冠檢測陽性日期：2022年3月29日，轉陰日期：2022年4月3日；入院日期：2022年4月1日，出院日期：2022年4月11日。

主要症狀： 患者入院當天檢測即為陽性。患者有口乾，少咳嗽，痰難咳出，乏力，五心煩熱。沉默少言。納一般，寐一般，大便兩日一次，質軟，小便黃。舌紅，苔薄黃，脈細數。

既往史： 抑鬱症、高血壓病、高脂血症、顱底骨折。

診斷： 新型冠狀病毒感染。

證型： 肺陰虧虛證。

治法： 宣肺止咳，健脾祛濕。

方藥： 止嗽滋陰湯。

桔梗10g，紫菀10g，百部5g，白前10g，浙貝母10g，陳皮10g，法半夏10g，茯苓15g，玉竹10g，沙參20g，麥冬10g，神曲10g，炙甘草10g。共三劑。

治療經過

2022年4月5日

主要症狀： 2022年4月3日轉陰。口乾減輕，咳嗽、咳痰基本緩解。乏力，五心煩熱減輕。沉默少言。納一般，寐一般，大便兩日一次，質軟，小便可。舌紅，苔薄，脈細數。患者症狀減輕，原方續服。後繼續調理於4月11日出院。

醫論：長者疾病用藥原則

一、診療思路

新冠轉陰後進入康復期，從患者症狀看，主要是肺陰虧虛證，這也是臨床常見的康復期證型，故治以滋陰潤肺止咳之劑。長者由於身體機能減退，加之基礎疾病較多，用藥需要注意。

二、長者疾病用藥原則

中醫學認為老年人體質特點是陰陽氣血虧損，臟腑功能衰退。用藥原則：

（一）重視補益

主要予以益氣溫陽、補益臟腑、填精養血之法，從緩從本調治。

人之老年，多有臟腑功能虛弱，陰陽失調，精血耗損的表現，故治療老年病時，要重視補益，但補虛要恰到好處，寧取循序漸進，不可峻補太過，否則會引起偏盛偏衰的病理現象。臨證應當本着「虛則補之，損者益之」，「形不足者，溫之以氣；精不足者，補之以味」的治療原則。因老年病多虛，補藥常貫穿其治療之始終，但補藥亦不可濫用且要辨證用藥，才能起到應有的作用。

（二）劑量要輕，藥性平順，中病即止，切忌峻猛

由於老年人生理功能減退，機體的代謝速度減慢，腎排泄功能減退和肝臟代謝延遲，對藥物耐受性差。所以藥量力求適中，應予小量用藥，整體調理，緩緩治療，逐漸收效。即使用較猛的中藥時，亦應以常規量的二分之一至三分之二，因為在攻邪時不能不顧及其虛，扶正時不能不慮及有無實邪。攻邪不宜過於峻猛，補虛不宜過於壅塞。

如補氣藥味多甘，一般比較膩滯，多服、久服易致胸膈滿悶，老年人脾胃功能減弱，食慾欠振，此時補氣需注意不可壅塞，方中可酌加砂仁、陳皮、木香、枳殼等理氣藥物，但用量不可大，以達氣通暢為順。

在一般情況下，當慎用汗、吐、下之法，以免因正氣不支而致病情卒變。間或有迫不得已，當用之時，宜速戰速決，中病即止，並繼之以調和胃氣，使

正氣不致過損方妥。除此之外，老年人亦不宜單純久服祛瘀、消導、滲利之品，以防久而傷及氣血。

（三）顧護脾胃，未病先防，調暢情志，重視通便

　　人至老衰，腎精先枯，累及諸臟，此時全仗脾胃運化，吸收精微，使五臟滋榮，元氣得繼，精氣充足，才能卻病延年，即所謂「後天養先天」。重視脾胃功能的恢復，是治療老年病的關鍵。在恢復期應以食補為主。

　　另外，也要注重基礎疾病舊患的治療，無病先防，常服一點補藥和理氣活血藥物，使氣血通暢。老年人因為常常感受不到重視，而情緒低落，所以要經常保持精神愉快。大便通暢對於老年人泄濁排毒，也非常重要，這些都是防病治病的關鍵因素。

醫案17
康復方醫案

患者，男，99歲。2022年4月首診。

病史摘要

主要症狀： 患者入院時新型冠狀病毒檢測已經是陰性，但是仍有乏力，氣短，心動過緩。患者有這個問題，已經近十年了，心率最慢的是35次/分，最高也只有50次/分。他自己不想用起搏器，醫院考慮他的年齡，也就作罷了。

治療經過

根據我們的2版方案，選擇了康復方，效果很好，服用一次藥後，心跳就在45次/分了，三劑後心率穩定在50次/分以上。出院後，我們囑其繼續服藥，並定期隨訪。

康復方處方： 紅參5g，西洋參10g，丹參20g，田七5g，浙貝母5g，五味子10g。

醫論：啟德病房患者特點

2022年3月31日，進入啟德病房，經過觀察和分析，我們初步總結下病房患者的特點。

一、年老長者，共病，多重用藥

病房患者的年齡平均大於80歲，最大的99歲。基礎疾病多，最多的達50種，最少的4種疾病。服用藥物最少的4種，最多的是24種，稱得上一個大複方了。

二、厭食、便秘、失眠，是老年人最常見的症狀，並不是新型冠狀病毒感染導致

由於年齡的逐年增長，身體機能的退化，老年人臨床最常見的就是納差、便秘、不寐這三個症狀。這三個症狀長期影響，就會導致老年人肌肉流失、力量減少、消瘦等老年疾病。這個三個症狀，也應為臨床醫生所重視和研究。

三、抑鬱、失智、痛症、瘙癢症、壓瘡、尿路感染、外傷等，是老年人最常見的疾病

根據臨床觀察，患者都具有不同程度的抑鬱和失智，另外痛症和瘙癢，也比較常見；與老年人身體退化，以及和社會、家庭接觸較少所導致。壓瘡和尿路感染，是長期臥床，應用尿不濕導致。需要社會和家庭去關懷、照顧他們，提高他們的心理健康，只有提高心理健康，生理上的健康才更容易康復。

四、重視研究老年病

老年人本虛標實的病機特點，符合中醫治療的原則。中醫的扶正祛邪治療法則和補益元氣的治法，更適合老年人心身的防治。中醫藥治療辨證施治的特點，通過多層面、多靶點的相互作用，能夠對老年病的治療起到一定療效。目前的醫院和門診重視的都是非老年人的疾病的診治，相關的診療指南、方案基本都沒有針對老年人的。社會已經進入老年化社會，如何讓老年人生活品質更高，就要求我們要重視研究老年人的疾病特點。

第三節
常見病（老年綜合症）醫案

醫案 18
老年便秘醫案

患者，女，82歲。2022年4月2日首診。

病史摘要

科興疫苗接種兩次，末次接種日期：2021年7月13日；新冠檢測陽性日期：2022年3月24日，轉陰日期：2022年4月2日；入院日期：2022年4月2日，出院日期：2022年4月11日。

主要症狀： 患者新冠症狀不明顯，最大的臨床症狀是便秘，基本服用番瀉葉才有少許大便。

治法： 苦寒清熱、苦寒瀉下。

方藥： 麻杏祛濕湯。

服用兩劑中藥後，患者大便穩如泰山，磐石不動。

治療經過

2022年4月4日

患者仍有便秘。處方以大黃顆粒劑2g臨時沖服一次，當日大便五次，每次量都不太多，並時時伴有腹痛，讓患者有些難以忍受。

2022年4月5日

新型冠狀病毒檢測轉為陰性。巡房後，給予溫陽通便方藥。

方藥： 黃芪12g，肉蓯蓉10g，陳皮10g，法半夏9g，板藍根10g，浙貝10g，太子參15g，北沙參10g，枳殼10g，甘草5g。共兩劑。

2022 年 4 月 6 日起

大便每日一次，基本恢復正常。

2022 年 4 月 11 日

出院，並上方帶藥五天，以鞏固療效。

醫論：論老年便秘

一、老年人便秘已成為一個各國面臨的老齡化社會問題和亟待解決的臨床問題

　　便秘是臨床上一個常見症狀，其主要表現為大便秘結，排便困難，排便時間延長。便秘時間超過六個月，就是慢性便秘。慢性便秘是重要的老年綜合症之一。便秘雖不直接危及生命，但嚴重影響患者生活品質。老年人便秘的發生隨年齡增加而增加，便秘在 60 歲以上人群中患病率為 15% 至 20%，80 歲後達 20% 至 34%，長期行動不便需護理的老年人中甚至高達 80%。

　　慢性便秘嚴重影響老年人生活，需反覆就醫消耗大量費用，而更多的老年人自行濫用各種瀉藥，導致依賴藥物，甚至發生結腸黑變病，可能誘發或加重肛裂、痔瘡、反覆發生不全腸梗阻、腸穿孔、疝氣、結腸癌、阿爾茨海默病、心腦血管疾病，從而造成更加嚴重後果。

　　目前老年人便秘已成為一個各國面臨的老齡化社會問題和亟待解決的臨床問題。許多醫生在治療便秘時，便給予大黃、番瀉葉、果導片、開塞露等藥，雖能取得一時之效，但往往停藥即發，長期使用干擾了胃腸神經叢和胃腸激素的調節，最終對瀉劑發生依賴性。有的醫家不辨證分析，見便秘一概用麻仁丸，素不知便秘有因氣虛、血虛、陰虛、陽虛、氣鬱、痰阻、熱積、寒積之別。年老體虛之人，氣血兩虧，氣虛則大腸傳送無力，陽虛則腸道失於溫煦，陰寒內結，導致便下無力，排便困難。

二、便秘辨證要點

　　便秘的基本病變屬大腸傳導失常，同時與肺、脾、胃、肝、腎等臟腑的功能失調有關。便秘的病性可概括為寒、熱、虛、實四個方面。四者之中，又以虛實為綱，熱秘、氣秘、冷秘屬實，陰陽氣血不足的便秘屬虛。而寒、熱、

虛、實之間，常又相互兼夾或相互轉化。四者之中，又以虛實為綱，熱秘、氣秘、冷秘屬實，陰陽氣血不足的便秘屬虛。而寒、熱、虛、實之間，常又相互兼夾或相互轉化。

三、新型冠狀病毒感染的便秘，大便應該乾結

新型冠狀病毒感染屬於溫病，溫熱之邪氣，侵襲胃腸。如果大便乾結，伴有腹脹腹痛，口乾、口臭，面紅心煩，苔黃燥，此為溫病前期，熱結腸腑；如果沒有腹滿脹痛，而見有口乾，舌紅少苔等症，此為溫病後期，津枯腸燥之症。

四、病房患者的便秘的特點

病房患者的便秘的特點是：高齡長者，長期臥床，四肢俱冷，大便軟而不硬，排便困難。病機是陽氣虛弱。

（1）高齡長者，身體機能衰退，體質具有精氣不足的特點。

（2）長期臥床，久臥傷氣，患者長期缺乏運動，身體各項功能都會衰退，患者就會出現氣血兩虛，局部會出現氣滯血瘀，局部營養得不到充分的供應，局部就會發生病變，臨床就會表現為便秘、肌肉萎縮、形體消瘦、壓瘡或者深靜脈血栓等併發症。

（3）四肢俱冷，為手足四逆而發涼，是脾腎陽氣不足，氣虛到不了手足的表現。

（4）大便軟而不硬，排便困難，就是脾肺氣虛，傳送無力。

所以患者的便秘並不是新冠所導致的熱秘、實秘，而是屬於虛秘。

五、治法：益氣溫陽

虛秘為腸失潤養、推動無力而致，故以扶正為先，給予益氣溫陽、滋陰通便之法，使正盛便通。如《景岳全書・秘結》曰：「陽結者邪有餘，宜攻宜瀉者也；陰結者正不足，宜補宜滋者也。知斯二者即知秘結之綱領矣。」方可以黃芪湯合肉蓯蓉、火麻仁加減進行治療。

醫案 19
老年厭食醫案

患者，男，90歲。2022年4月4日首診。

病史摘要

復必泰疫苗接種兩次，末次接種日期：2021年2月9日；新冠檢測陽性日期：2022年4月2日，轉陰日期：2022年4月10日；入院日期：2022年4月4日，出院日期：2022年4月11日。

主要症狀： 患者沒有甚麼新冠症狀，主要就胃口不好。護理員餵他東西，吃的很少，偶爾會自己吃，但量都不多。

治法： 健脾祛濕，止咳化痰。

方藥： 六君子加減。

桔梗10g，紫菀10g，百部5g，白前10g，浙貝母10g，陳皮10g，法半夏10g，茯苓15g，太子參15g，龍骨15g，炒枳殼10g，神曲10g，萊菔子10g，炙甘草10g。共三劑。

治療經過

患者服藥三劑後，納差便秘基本緩解，原方續服，4月10日轉陰，4月11日予以常規出院。

醫論：論老年厭食

我們統計發現，病房的老人大都有納差和便秘的情況。納差和便秘其實都是老年病的固有特點，而不是新型冠狀病毒感染導致的。

一、老年厭食症嚴重性

老年厭食症指隨年齡增長，老年人生理性食慾不振或食慾下降導致其對食物、能量的攝入量減少，繼而引起不同程度體質量下降的症狀。老年人感官衰

退、神經內分泌調節功能下降、胃排空延遲是生理性厭食的主要原因。病理性厭食與抑鬱、癡呆、合併症、藥物及社會因素有關。

老年厭食症作為老年人群營養不良的主要原因之一，已被認定是一種老年綜合症，其發生不僅會導致老年人食慾下降、攝入量減少和體質量下降，若不加以控制還將引起一系列不可挽回的身體機能變化與不良結局，如步速減慢、肌肉功能受損、免疫功能下降、認知功能降低、住院率增高，甚至可發展至肌少症、惡病質，導致死亡率增加等。隨着老年人口的增加，應該認識到老年厭食症，在導致老年人營養狀況受損中的嚴重性與及時止損的必要性。

二、中醫對老年厭食症的認識

厭食中醫稱為「納呆」，病變部位在脾胃，老年人的生理特點是臟腑氣血津液不足，脾胃功能虛弱，運化吸收不利，容易出現不思飲食，神疲乏力、面色萎黃等「本虛」的症狀。李東垣在《脾胃論》中指出「脾胃俱旺，則食而能肥，脾胃俱虛，則不能食而瘦」。

由於飲食不節、情志失常或久病等原因導致脾胃功能進一步減退，運化失職，產生食積、痰濕、瘀血等病理產物，這些病理產物又會使氣血運行受阻，出現浮腫、胃脘及腹部脹滿不適，嘔吐、疼痛等「標實」的症狀。

老年人厭食不可小視，因為它既可以引起原發病的惡化，又可以出現變證、壞證，厭食嚴重者可出現拒食、明顯消瘦，甚至導致死亡，所以老年人患病以本虛標實為主。因此在臨床治療上，採用固本培元、扶正祛邪的方法。

肝鬱脾虛證是老年厭食的常見證型，老年人長期情志不遂，或思慮過度，肝木鬱結，使脾胃消化進一步減弱，脾失健運而發病。症見厭食，氣短懶言，精神抑鬱，神疲乏力，胃脘脹滿不適，噯氣，面色萎黃或蒼白，形體消瘦。大便溏，排便無力。治以健脾疏肝理氣。方可以保和丸加減。

三、中醫特色藥膳食療

老年人各器官的功能逐漸減退，從膳食供給的觀點，影響最明顯的是消化和代謝功能，從牙齒脫落，消化液和消化酶分泌減少，胃腸蠕動減慢，以及由於老年人體力活動減少，使其對營養成分的吸收利用下降。老年人味蕾減退，

味閾增加，對鹹、甜等味覺變遲鈍，則容易進食過甜或過鹹的食物。所以老年人對食物的選擇、烹調、餐次分配都需要有特殊的照顧。要特別注意食物要粗細搭配，易於消化和積極參加適度體力活動，保持能量平衡。中醫特色的藥膳食療，根據中醫辨證論治的理論，因人、因時、因證的不同而選擇不同的藥食配伍，可以針對不同病人做出合理的藥膳食療，起到事半功倍的效果。

醫案⑳
老年瘙癢症醫案

患者，男，100歲。2022年4月8日首診。

病史摘要

科興疫苗接種兩次，最後接種日期：2021年3月26日；新冠檢測陽性日期：2022年4月6日，轉陰日期：2022年4月12日；入院日期：2022年4月8日，出院日期：2022年4月15日。

主要症狀： 全身皮膚瘙癢五天為其主訴。周身皮膚瘙癢，有抓痕。有輕微咳嗽，無咽痛、口乾，無鼻塞、鼻水，無惡寒、發熱，無胸悶、氣促。納可，寐可，二便可。舌微紅，苔薄黃，脈浮數。

既往史： 前列腺增生、胃炎、雙眼白內障、青光眼、腦退化先期、地中海貧血。

診斷： 老年瘙癢症、新型冠狀病毒感染。

證型： 風熱夾濕毒犯肺證。

治法： 疏風止咳清熱，祛濕解毒止癢。

方藥： 枇杷葉10g，桑白皮10g，北沙參10g，陳皮10g，法半夏9g，茵陳10g，丹皮15g，蒲公英10g，地膚子15g，白蘚皮10g，土茯苓15g，炙甘草10g。共三劑。

治療經過

患者服藥後，皮膚瘙癢、咳嗽逐漸減輕。效不更方，原方續服。4月12日轉陰，4月15日出院。出院時，無不適主訴，皮膚如常。

醫論：重視老年瘙癢症

一、老年瘙癢症，從症狀到疾病

瘙癢是一種能喚起人搔抓慾望的主觀感覺，很難定義。老年瘙癢症，是

屬於特殊人群的瘙癢，一般指 65 歲以上，持續時間超過六週或更長時間的瘙癢。老年人瘙癢病因較為複雜，一方面可源於各種疾病如皮膚病，系統性疾病，神經性疾病，精神心理性疾病，另一方面可源於衰老（皮膚）及服用的多種藥物反應。老年瘙癢症屬於老年綜合症之一，作為一種老年人常見皮膚疾病，確切研究資料還很少。病程長，容易反覆，嚴重影響老年人的身心健康和生活品質。

情志因素對老年瘙癢症有很大影響。老年瘙癢症患者除了要接受常規治療外，預防是最積極的治療，加強患者的臨床護理問題研究也極為重要。

二、中醫對老年瘙癢症的認識

老年瘙癢症屬於中醫「風瘙癢」、「癢風」、「血風瘡」等範疇，與「風」密切相關，風往來於肌膚則癢。《諸病源候論》指出：「風瘙癢者，是體虛受風，風入腠理，與氣血相搏，而俱往來於皮膚之間，邪氣微，不能衝擊為痛，故但瘙癢也。」

老年人由於氣血不足、肝腎陰虧，精血無以潤養肌膚，故風動而致癢；因陰損血虛，不能潛陽，則易生內火與內熱；加之老年人脾氣不定，易傷七情，肝氣鬱結，氣血循行澀滯，經脈痺阻，榮衛不得暢達而血瘀生風致癢。老年瘙癢症以氣血虧虛、肝腎不足為本，以內風、濕、瘀為標的本虛標實的病理特點。

中醫治療主要以調節機體氣血和臟腑功能，疏風清熱、養血平肝、清熱解毒為主，採用中藥湯劑內服、外洗、薰蒸、刺絡法、拔罐、穴位注射等多種治療方案，其不良反應少、安全性高。

三、治法：疏風清熱解毒，祛濕養血止癢

香港氣候濕熱，對於香港老年瘙癢症，急性期重點治標，以清熱解毒，祛濕止癢為主；緩解期重點治本，主要予以疏風祛濕，養血解毒。另外需要教導患者正確認識老年瘙癢，學習一些轉移瘙癢的技巧，例如皮膚拍打法、呼吸鬆弛法等。採用音樂療法，選擇柔美、節奏輕快的音樂為患者播放；採用移情法分散患者的注意力，使患者靜坐，拋除雜念，轉移由疾病所帶來的痛苦，使患

者心靜如水。護理上主要是注意患者全身皮膚的護理，洗澡時禁用鹼性肥皂，宜淋浴儘量不搓擦。注重飲食調養與攝取，增加膳食中部分維生素及錳的含量，以減輕皮膚瘙癢的發生。避免食用海產品，常吃水果蔬菜，喝適量的水以補充體內的水分。

四、本案思路

（一）第一診斷討論

　　雖然患者是以新冠原因住院，但患者主訴為皮膚瘙癢，新冠症狀並不明顯，所以第一診斷為：老年瘙癢症。新型冠狀病毒感染也會有皮膚瘙癢的症狀，但是常常會伴有咳嗽、發熱、口乾咽痛等新冠熱證的表現。而該老年患者，以前就有瘙癢病史。所以第一診斷考慮為老年瘙癢症。

（二）方解

　　病因為風、熱、濕、毒、虛，考慮有新型冠狀病毒感染，有少許咳嗽，故治法選擇為：疏風止咳清熱，祛濕解毒止癢。方以二陳護胃化痰；枇杷葉、桑白皮、北沙參，疏風止咳，滋陰清熱；茵陳、土茯苓、蒲公英，祛濕解毒；丹皮涼血；地膚子、白蘚皮，殺毒止癢；炙甘草調和，兼以補益。全方藥量輕靈，清中有補，攻邪而不傷正，緩緩圖之，療效甚好。

醫案 21
失智醫案

患者，女，87歲。2022年4月首診。

病史摘要

主要症狀： 患者神情呆滯，嗜睡，疲倦，惡寒，無發熱，舌淡苔薄黃膩，脈浮細，腹軟。由於患者認知與語言能力退化嚴重，難以收集其他需由問診所得的症狀與病史。

既往史： 患有腦退化症（又稱失智），患者更患有重度抑鬱，生活不能自理，行動不穩，需長期臥床和坐輪椅，失去了解言語的能力，亦只能發出如同嬰兒般的咿呀叫聲。

方藥： 銀翹散加減。

金銀花15g，連翹15g，桔梗15g，蘆根20g，荊芥穗5g，前胡10g，黃芩10g，牛蒡子10g，藿香10g，茵陳15g，車前草12g，甘草5g。共兩劑。

治療經過

2022年4月10日

患者早晨開始服用中藥。觀察一整夜以後，護工代訴，補充了一些症狀：疲倦，惡寒，咳嗽，咳痰色白，痰難咯，口乾，納差。

2022年4月11日

患者精神明顯好轉，日間睡眠時間減少，惡寒減輕，口乾，納差，大便二行，質爛，舌淡苔薄黃膩，脈浮細。效不更方。

2022年4月12日

患者精神進一步好轉，雙目較前有神，已無惡寒，納差，大便質爛同前，舌淡苔薄黃，脈細。諸證好轉，處方兩劑健脾益氣中藥，固本善後。

醫論：老年病史收集

一、辨標本

　　《素問‧至真要大論》載：「夫標本之道，要而博，小而大，可以言一而知百病之害。」《說文解字》謂：「標，木杪末也。」「本，木下曰本。」在治療中分清標本有助分析疾病的主次矛盾，體現疾病的性質。「病有盛衰，治有緩急」，《溫熱經緯》載：「不循緩急之法，慮其動手便錯。」提示了治病辨標本緩急的重要性。

　　此案辨證論治的時候，揭示了學生在思考中有兩個誤區。一、先緩後急：老年人本來就陽氣不足或正氣虛衰，急於在表證初期投用補氣溫陽藥，有閉門留寇之弊，也違反急則治其標的原則。患者正氣雖虛，但尚耐攻伐，且標症急時，應先治標。《傷寒論‧辨太陽病脈證並治第九一條》：「清穀不止，身疼痛者，急當攻裏；後身疼痛，清便自調者，即當救表。」二、錯判標本：學生誤以為惡寒、乏力為本虛之像，不耐攻伐，認為應先扶正以治本，而後治其標，或標本同治。但惡寒、乏力真的是正氣虛衰引起嗎？患者在服用無一味補正氣的銀翹散後，精神爽利，惡寒自消，提示惡寒為邪氣外束，衛陽為邪所遏所致，疲倦為身體調動正氣抗邪，機體能量減弱所致。服藥後，邪去正安，故引起惡寒疲倦的主要病機不是正氣虛衰，而是邪氣入侵所致。

　　「急則治其標，緩則治其本」雖習聞詳悉，但在臨床實踐中，分清疾病的標本主次、輕重緩急，需明察秋毫才能洞若觀火。

二、辨寒熱

　　《靈樞‧禁服》：「必審按其本末，察其寒熱，以驗其臟腑之病。」辨別外感寒熱，中醫內科書是以「惡寒重發熱輕，無汗，鼻流清涕，口不渴，舌苔薄白，脈浮緊」為寒，「發熱重惡寒輕，有汗，鼻流濁涕，口渴，舌苔薄黃，脈浮數」為熱，但臨床上，根據教科書生病的人少之有少，模糊不清的症狀難以辨別。患者雖惡寒明顯，咳痰色白，但痰難咯，口乾，舌苔微黃均提示體內有熱，見微知著，才能了解疾病的性質。

三、銀翹散的應用

辨別標本寒熱虛實後，清楚了解患者病機為溫邪在肺衛，投用出自清代吳鞠通《溫病條辨》的辛涼平劑銀翹散，此方遵《內經》「風淫於內，治以辛涼，佐以苦甘，以甘緩之，以辛散之」之法。方中金銀花、連翹氣味芳香，疏散風熱，清熱解毒，透散衛分表邪，是為君藥；牛蒡子辛涼疏散風熱、清利頭目、解毒利咽，荊芥穗辛溫而不烈，增強金銀花、連翹透表之功，是為臣藥；佐蘆根清熱生津，桔梗開肺氣止咳利咽；生甘草調和藥性，護胃安中，利咽止咳，為佐使藥也，「此方之妙，預護其虛，純然清肅上焦，不犯中下，無開門揖盜之弊，有輕以去實之能，用之得法，自然奏效」。老師在原方上加藿香化濕，前胡下氣消痰，茵陳清利濕熱，黃芩、車前草清熱解毒燥濕。諸藥合用，肺氣宣，外邪解，裏熱清，諸證自除。

四、老年人的病史收集

《靈樞·天年篇》載：「六十歲，心氣始衰，苦憂悲，血氣懈惰，故好臥。七十歲，脾氣虛，皮膚枯。八十歲，肺氣衰，魄離，故言善誤。九十歲，腎氣焦，四臟經脈空虛。百歲，五臟皆虛，神氣皆去，形骸獨居而終矣。」衰老是人類生命過程中的必然過程，生理有明顯的變化。在啟德病房中，不少患者因為機體逐漸衰退老化，出現不同程度的老年性耳聾、記憶減退、腦退化症、認知障礙，甚或因病而出現精神障礙、昏迷等，有時面對老年人如同嬰幼兒一樣，在蒐集病史和問診方面是一大挑戰。

《醫門法律》言：「望聞問切，醫之不可缺一。」四診合參有助醫者全面而系統地了解病情，但礙於患者的生理局限，四診合參可理解為望、聞、問、切之間的兩診或三診在中醫理論指導下合而用之。在此案當中，就是運用望切相參來探求病因、判斷病位、辨析病性、確定病機。此外，在中西醫結合的病房裏，可以運用現代科技彌補不足，透過檢查豐富缺失了的症狀和體徵，為辨證提供更充分的參考資料。

醫案22
抑鬱症醫案

患者，男，86歲。2022年4月30日首診。

病史摘要

主要症狀： 初期有發燒症狀，服用西醫處方的退燒藥後體溫正常。入院症見咳嗽，有痰色白質稀，稍有鼻塞鼻水，輕微咽痛，無頭暈頭痛，納眠可，平素夜尿多、兩小時一次。舌紅苔微膩，脈寸弱關尺弦滑。

既往史： 高血壓、慢性阻塞性肺疾病、抑鬱症。

診斷： 咳嗽（新型冠狀病毒感染）。

證型： 風熱犯肺。

治法： 疏風清熱，宣肺止咳。

方藥： 桑菊飲加減。

桑葉10g，菊花10g，桔梗10g，連翹10g，蘆根15g，杏仁10g，甘草5g，茯苓10g，覆盆子10g，大腹皮5g，魚腥草12g。

治療經過

2022年5月2日

患者咳嗽減輕，間中咳嗽，痰黃，無鼻塞，少許鼻水質清稀，大便四次、質爛量少，胃口差。舌暗紅苔黃裂紋，脈滑。原方基礎上減去覆盆子、大腹皮、茯苓，加前胡10g、浙貝母9g以加強清熱化痰，同時加神曲8g消食和胃、鬱金12g清心解鬱。

2022年5月3日

患者疲倦持續減輕，時有咳嗽，痰黃易咯，已無鼻塞鼻水，大便兩次、質爛量少，胃口差，小便可。舌暗紅苔黃裂紋，脈滑。原方基礎上減去蘆根、薄荷等偏寒涼清瀉之品，加枇杷葉20g、化橘紅15g、佩蘭10g以加強清熱祛濕化痰，加石菖蒲5g、炒梔子10g開心解鬱。守方治療三天。

2022 年 5 月 6 日

患者白天咳嗽已基本沒有，反而夜間咳嗽明顯增多，痰黃，口乾欲飲，胃口較前稍好轉，大便兩次、質軟量少。舌暗紅苔黃裂紋，脈滑。原方基礎上減去化橘紅、佩蘭、石菖蒲，梔子減量至 6g，加瓜蔞皮 12g、天花粉 10g 清肺化痰潤燥。

2022 年 5 月 8 日

患者快速檢測呈陰性結果，夜間咳嗽，痰轉白，口乾改善，納可，大便一次、質軟量少，眠可。舌暗紅苔白乾，脈滑。身體狀況理想，第十天出院。

醫論：論咳嗽

一、早期使用中醫藥干預能有效緩解症狀

新型冠狀病毒肺炎歷時兩年多，病毒亦不斷變種，此時更能顯出中醫藥「以人為本」的特色。經國家衛生健康委員會和國家中醫藥管理局共同起草的《新型冠狀病毒肺炎診療方案》已納入中醫治療方案，可見中醫藥的療效是受到國家高度認可的。中醫藥的干預除了有效治療因疫毒感染而出現的發熱咳嗽等症狀，還在後期的康復治療中繼續發揮重要作用。國內的多項隨機對照研究顯示中西醫結合治療新型冠狀病毒感染的臨床有效率高於單純西醫治療，尤其能更快地縮短發熱咳嗽的持續時間以及轉陰天數。患者感染早期就被送到啟德暫託中心，他在中西醫結合治療下病情很快得到控制並轉陰。

二、咳嗽非獨肺也

新型冠狀病毒感染屬於疫病，癘氣從口鼻而入，與六淫邪氣相合，其中以濕氣為主，主要傷及肺脾。新型冠狀病毒感染屬於肺系疾病，咳嗽是最常見的症狀之一。患者入院時主要症狀正是咳嗽有痰，疫毒從口鼻而入，首侵肺臟，肺主氣，肺氣失於宣肅，氣機失常，氣上逆而導致咳嗽。考慮患者發病初期有發熱，痰色黃，風熱咳嗽，方用桑菊飲加減治療。除了針對咳嗽的用藥，由於患者有抑鬱症的病史，西醫判斷有自殺傾向，故用藥上會兼顧肝氣鬱結。《素問·咳論》提及「五臟六腑皆令人咳，非獨肺也」，咳嗽不一定只是肺臟的問

題，患者平素易情緒低落，心裏鬱悶，則肝氣容易鬱滯，疏泄失常，阻遏肺氣，同時容易化火，令咳嗽難癒，此時需要適當加入解鬱除煩的中藥如炒梔子。通過服用中藥，患者的咳痰從黃痰很快就轉為白痰，當轉白痰之際，也剛好是快測結果轉陰的時候。

三、情緒的調控是轉陰的契機

前面已提及患者曾經跳海自殺，他性格從小就比較內向多思。在他入院的第七天，傳來太太身體狀況變差的消息，他又擔憂又自責，更默默流下眼淚。護士們得知此事後，立刻通知社工出情緒輔導工作。我在查房時亦留意到患者的眼睛較前兩天紅潤，也特地去了解緣由。有見及此，我跟社工商量該如何舉辦一些小活動把病區的氣氛鮮活起來，於是就成就了摺紙活動及穴位按摩工作坊。患者經過輔導並參加了兩次活動後，情緒平穩了許多，同時整個人的狀態也更穩定，就在這天過後快測轉陰了。別人情緒低落的時候，我們能意識到並默默在旁陪伴就是最大的溫柔。

醫案 23
精神分裂症醫案

患者，男，81歲。2022年4月9日首診。

病史摘要

主要症狀： 患者昏睡，難以喚醒，不能對答，呼吸聞及喉間痰聲，舌診未見，
脈弦滑。

既往史： 高血壓、高血脂、高血糖、良性前列腺增生、小中風、精神分
裂症。

方藥： 麻杏甘石湯加減。

麻黃 5g，杏仁 10g，生石膏 15g，甘草 10g，黃芩 10g，前胡
10g，浙貝母 10g，桑白皮 10g，枇杷葉 10g，藿香 10g，陳皮
10g，桔梗 10g。共兩劑。

治療經過

2022年4月10日

開始餵服中藥，患者中午嘔吐一次，晚上發熱 38.7℃。

22022年4月11日

查房時患者仍然昏睡，發熱 37.8℃，無嘔吐，小便頻。大便兩日一行。
舌暗紅苔水滑膩，脈弦滑。教授會診後指示原方續進兩劑。

2022年4月12日

患者呈嗜睡狀，能被喚醒，醒後意識基本正常，停止刺激後繼續入睡。無
發熱，體溫正常，36.2℃，咳嗽咯痰，色黃，痰黏難咯，無噁心嘔吐，小便
頻，舌暗紅苔水滑膩，脈弦滑。

2022年4月13日

患者日間睡眠時間減少，體溫正常，咳嗽咳痰減輕，胃納差，小便頻，舌
暗紅苔水滑膩，脈弦滑。教授在原方加萆薢 15g，石菖蒲 10g。

患者諸證逐步好轉，他經常下床散步，與護工聊天，面上掛着笑容的時間

也愈來愈多，數天後，RAT 連續兩天陰性出院。

醫論

一、麻杏甘石湯的應用

　　《傷寒論》原文載：「發汗後，不可更行桂枝湯，汗出而喘，無大熱者，可與麻黃杏仁甘草石膏湯。」「下後，不可更行桂枝湯，若汗出而喘，無大熱者，可與麻黃杏仁甘草石膏湯。」患者一案中，溫熱之邪犯肺，煉液成痰，壅閉肺氣，肺失宣肅，故見喉間痰聲、咳嗽、咳痰、發熱等症狀。故方用辛溫麻黃發汗解表、宣肺平喘，杏仁宣降肺氣協麻黃平喘，辛甘寒石膏量倍於麻黃，制麻黃辛溫之性，泄肺中鬱熱，炙甘草益氣和中，四藥配伍，共奏清熱宣肺平喘之功。

二、麻黃的替代品？

　　有現代藥理研究指出，麻黃主要成分的麻黃鹼能興奮心臟，收縮血管，升高血壓，對中樞神經系統有明顯的興奮作用，可引起失眠、心悸等。故此在臨床上，醫者對患有心血管病如高血壓、心動過速的患者，都會格外謹慎，出現了不少麻黃的替代品。例如有夏月麻黃之稱的香薷，辛溫發散，入肺經能發汗解表而散寒，相比麻黃，香薷其氣芳香，入於脾胃又化濕祛暑而和中，適合用於夏月乘涼飲冷，外感風寒，內傷暑濕之證。但不能代替麻黃平喘之效。張錫純也曾提議用薄荷代替麻黃，薄荷性辛涼，歸肺肝經，可以疏散風熱，配伍石膏，一宣一降，符合「熱者寒之」的原則，其寒涼之性進一步促進石膏清肺熱。但「薄荷之涼」代替「麻黃之溫」，影響了麻杏石甘湯寒溫的相互制約，也不能完全代替麻黃平喘的特殊功用。麻黃有利有弊，當慎而用之，但也不能避諱不用，用藥時注意體質強弱，用量多寡，調整配伍，用藥時長，則能揚長避短，運籌帷幄。

三、精神分裂症的污名

　　精神分裂症活躍期會出現思想、行為和情緒方面的「故障」，最常見的陽

性症狀包括妄想和幻覺，而陰性症狀則會出現行為遲緩、情感麻木等。

污名一：神精分裂就是人格分裂

事實上，精神分裂症跟人格分裂不是同一個類別的精神疾病，前者屬於精神分裂類群，後者屬於解離症。症狀方面，解離症患者會分裂出最少兩種完整和擁有自己思維的子人格，同時伴隨解離性失憶。精神分裂症患者特徵是感知現實的方式受到嚴重損害，會出現持續性妄想、幻覺、影響、控制或被動的體驗、思維、行為混亂等。

污名二：精神分裂症的人很暴力

在媒體的渲染下，一般人誤以為精神分裂症患者很暴力。事實上，患者的殘餘症狀為社交退縮，對很多事情都沒有興趣。就算是活躍期，可能會因為妄想和幻覺而做出誇張的行為，但大部分都沒有傷害人的傾向，更多是因為被害妄想而逃跑或躲避而已。精神分裂症患者並不是危險人物，反而是常常被忽視、歧視和暴力下的受害者。

污名三：精神分裂症沒有正常工作和生活

精神分裂症分為不同階段：發病前、潛伏期、活躍期和殘餘症狀期。很多患者表現如常人無異，很難看出有任何發病的風險。即使在活躍期和殘餘症狀期，思維障礙的確會影響工作能力，但精神分裂不是不治之症，大部分患者只要通過藥物及心理治療後，也能在自身的領域上展現才華及實現理想。

幫助精神分裂患者的第一步，是認識精神分裂症，消除誤解，真正了解這個病並不可怕。而作為患者的朋友或親人，在病者經歷低谷時向他們伸出援手，聆聽他們的想法，給與陪伴與尊重，共渡難關，能更快讓病者重回社會、防止復發。

四、精神分裂症的中醫觀

精神分裂症的活躍期和殘餘症狀期可歸類於中醫的「癲症」與「狂症」。癲症以精神抑鬱，表情淡漠，沉默癡呆，語無倫次，靜而多喜為特徵，與西醫所指的陰性徵狀相類似。狂病以精神亢奮，狂躁不安，喧擾不寧，自我幻想，

動而多怒為特徵，與西醫所指的陽性徵狀相類似。癲狂主要病因病機為氣鬱痰火，陰陽失調。其病變在肝膽心脾。臨床首應區分癲證與狂證之不同。癲證治療當以疏肝理氣，化痰開竅及養血安神，補養心脾為主。狂證治療當以鎮心袪痰，清肝瀉火，或滋陰降火，安神定志為主。二者在臨床上表現有所不同，但是又不能截然分開，癲證可以轉化為狂證，狂證日久往往又多轉為癲證。故癲狂證在初發病時多屬實證，宜以清熱滌痰，疏肝理氣，或者以安神定志為主。如病情久久不癒，正氣漸衰，應根據氣血陰陽虧損的不同，予以健脾益氣，滋陰養血等法以調理之。如有瘀血內阻，又當活血化瘀。

醫案24
壓瘡醫案

患者，女，92歲。2022年4月2日首診。

病史摘要

復必泰疫苗已接種兩劑，最後接種日期：2022年1月6日；新冠檢測陽性日期：2022年3月29日，轉陰日期4月5日；入院日期：2022年4月2日，出院日期：2022年4月6日。

主要症狀： 右腕及左腳褥瘡一週。患部浸漬糜爛、邊緣潮紅、骶部破潰、滲液。身形消瘦。無咳嗽、咳痰；無發熱、惡寒；四肢涼。餵食，納差，多寐，大便軟，量少，三日一次；小便用尿布。舌淡，苔薄白，脈弱。

診斷： 新型冠狀病毒感染，壓瘡。

證型： 陽虛血瘀。

治法： 溫陽益氣活血，化瘀斂瘡生肌。

方藥： 太子參15g，神曲10g，炮薑5g，生白朮10g，山萸肉5g，生地10g，仙鶴草10g，白及5g。共三劑。

同時，囑青黛膏外用。

治療經過

患者服藥後，面色逐漸紅潤，四肢涼逐漸緩解，壓瘡逐漸減輕。後原方續服。4月5日轉陰。4月6日出院，出院時，壓瘡痊癒。

診療思路： 急則治標。患者高齡患者，四肢俱冷、納差、多寐、大便難排，新冠症狀並不明顯。中醫主要辨證，而非辨病，所以辨證為：脾腎陽虛，氣虛血瘀。治療予以溫陽益氣活血，化瘀斂瘡生肌。溫陽益氣活血本身可以提高機體免疫力，對抗病毒。

醫論：溫陽活血法治療老年壓瘡

一、壓瘡的嚴重性

壓瘡是身體局部組織長期受壓，血液迴圈障礙，局部組織持續缺血、缺氧、營養缺乏而引起的組織破損和壞死。壓瘡最早稱為「褥瘡」，來源於拉丁文「decub」，意為「躺下」，因此容易使人誤解壓瘡是「由躺臥引起的潰瘍」。實際上，壓瘡可發生於長期躺臥或長期坐位（如坐輪椅）的患者，並非僅由躺臥引起。引起壓瘡最基本和最重要的因素是由於壓力而造成局部組織缺血、缺氧，故稱為「壓力性潰瘍」更妥當。

壓瘡本身不是原發疾病，大多是由於其他原發病未能很好地護理而造成的皮膚損傷。一旦發生壓瘡，不僅給患者帶來痛苦，加重病情，延緩疾病康復的時間，嚴重時還會因繼發感染引起敗血症而危及生命。

二、中醫對壓瘡認識

中醫對壓瘡的定義與西醫大同小異，中醫學稱壓瘡為「席瘡」。《外科啟玄》中說：「席瘡乃久病着床之人，挨磨擦破而成。」說明久病氣血不足，長期臥床導致氣血運行不暢，或長期受壓皮膚化熱或濕熱毒邪侵襲，導致血瘀肉腐，使得肌膚失去濡養而破潰，組織缺乏養分而壞死，故而形成壓瘡。一般辨證分型多為：氣虛血瘀證和濕熱毒蘊證。中醫認為，人體是一個完整統一的機體，壓瘡雖發生於體表皮肉筋骨，但與臟腑有着密切聯繫。因而在治療體表局部瘡瘍之時，還應調節內在臟腑氣血。治療多以補益氣血、活血化瘀、清熱解毒、祛濕健脾等治法。中醫對壓瘡的治療歷史比較悠久，療效較佳。

三、溫陽活血治療老年壓瘡

（一）重視老年人特點和強調辨證

精氣不足、陰陽氣血臟腑虛損是老年人特點。治療老年人時，必須考慮這些老年人的特點。中醫治療疾病，重點考慮的是辨證，而不是辨病，這也符合中醫「急則治其標，緩則治其本」的治療規則。

（二）溫陽活血法可以作為老年壓瘡的常規治法

老年人四肢俱冷，就是典型的脾腎陽虛，脾腎胃先後天之本，先天之本已虛，以後天補先天，並先治其標。所以確定溫陽益氣活血，化瘀斂瘡生肌的治法，方以理中湯加減治之。其中白芷有較強的收斂作用，能迅速排膿、止痛、生肌、促進創面癒合，為治療褥瘡的要藥。仙鶴草配合白及具有消腫生肌之效，既清泄又補收。故潰瘍久不收口，內服外用均有效果。另外應用仙鶴草配白及用來治療婦人帶下病、盜汗、小兒遺尿等多種疾病都用很好的療效。

醫案 25
老年腹瀉醫案

患者，女，89歲。2022年4月17日首診。

病史摘要

復必泰疫苗接種兩針，最後接種日期：2021年2月9日；新冠確診日期：2022年4月4日，轉陰日期：2022年4月12日；入院日期：2022年4月5日，出院日期：2022年4月17日。

主要症狀： 惡寒，身熱不揚，倦怠乏力，頭痛，周身痠痛，鼻流清涕，咳嗽，噁心，嘔吐，納呆，腹瀉，水樣便，較臭，一天六次。舌質淡胖有齒痕，苔白膩，脈濡。

診斷： 新型冠狀病毒感染。

證型： 濕毒鬱肺困脾。

治法： 解表化濕，理氣宣肺。

方藥： 藿香正氣散合麻杏薏甘湯。

廣藿香15g，蒼朮10g，紫蘇葉10g，杏仁10g，茯苓15g，厚朴10g，草果10g，生薑5g，麻黃6g，生薏仁30g，大腹皮10g，黃芩8g。共五劑。

患者服藥後第二天，腹瀉基本緩解，後原方續服至4月8日。

治療經過

2022年4月8日，患者腹瀉、嘔吐。主要有咳嗽，少痰，痰白難咯。考慮腹瀉緩解，但有咳嗽，故去藿香、生薑，加桑白皮10g、枇杷葉10g，處方三劑，以加強清熱止咳。後患者咳嗽逐漸減輕。4月12日轉陰，咳嗽緩解，仍以上方續服。4月17日出院。

醫論：溫病怎麼會出現腹瀉？

一、腹瀉的概念

腹瀉是一種常見症狀，可表現為稀便、水樣便以及排便次數增多。急性腹瀉患者會出現大便頻密並且呈稀爛或水狀的情況，同時可能出現嘔吐及發燒。病情通常輕微，一般會自然痊癒，但部分較嚴重的個案可能會出現脫水甚至休克等併發症。

二、腹瀉病因病機

六淫外邪傷人，主要以濕為主，常夾雜寒、暑、熱等病邪，導致腸胃功能失調，皆使人發生泄瀉，脾臟喜燥而惡濕，外來之濕入侵則最容易困遏脾陽，從而影響脾的運化功能而導致泄瀉。寒邪或者暑邪也能直接影響脾胃，使脾胃功能失調，運化失常，清濁不分，而成腹瀉。

三、大便硬和大便溏

《傷寒論》398 條原文中，涉及大便「硬」者，有 18 條；論及大便「溏」者，有 8 條。於大便「硬」，有「硬」「必硬」「當硬」「則硬」「因硬」「雖硬」之語；於大便「溏」，有「溏」「必溏」「後溏」之文。大便「硬」與「溏」指具體症狀，幾成定論，鮮有異議。若細玩味，除表述症狀外，大便硬尚有推斷燥屎未成、診斷燥屎已成、寓示大便成形之不同內涵；大便溏又有推斷燥屎未成及相對大便不硬之不同寓意。深入探究原文，結合病機病勢，領悟其深刻寓意，於《傷寒論》之研究與臨證，不無裨益。

四、大便硬或溏測知陽明太陰

從大便硬或溏可以測知陽明太陰的陰陽進退從化，大便硬的屬陽明燥證，大便溏的屬太陰濕證。但在臨床上，除了起病出現大便硬等的陽明證或大便溏等的太陰證以外，還有在其病的發展過程中，或由大便硬轉化成大便溏，或由大便溏轉化成大便硬的，這是因為陽明病和太陰病能夠互相轉化的緣故。

五、陽結與陰結

　　大便硬，陽結病在陽明，法當清泄，如承氣湯等；陰結病在太陰，法當溫通，如溫脾湯（大黃、附子、桂心、乾薑、厚朴、甘草）等。大便溏也有陰證和陽證的不同，陰證大便溏瀉是因太陰寒濕下趨大腸所致，其溏瀉必澄澈清冷。並多兼有舌苔白滑、脈象沉遲等證，宜用薑、術等溫中燥濕；陽證大便溏瀉是因陽明濕熱下趨大腸所致，其溏瀉必穢濁稠黏，並多兼有舌苔黃、脈象沉書有力等證，宜用芩、連等清熱燥濕。若大便溏瀉而有陽明實證的屬熱結旁流，宜採用通因通用法，治以承氣湯。

醫案 26
老年尿路感染醫案

患者，女，97 歲。2022 年 4 月 4 日首診。

病史摘要

　　復必泰疫苗接種三次，末次接種日期：2022 年 12 月 10 日；新冠檢測陽性日期：2022 年 3 月 30 日；轉陰日期：2022 年 4 月 12 日；入院日期：2022 年 4 月 4 日，出院日期：2022 年 4 月 14 日。

主要症狀： 咳嗽、咳痰，痰黏難咯色黃，胸悶，怕冷，四肢涼。納差，寐差，夜晚有咳嗽，大便無力，三日一次；用尿不濕；舌暗紅，苔黃膩，脈浮數。

既往史： 高血壓、高血脂、痛風、膝關節骨關節炎、尿路感染、中風。

診　斷： 為新型冠狀病毒感染。

證　型： 疫毒閉肺，痰熱內結。

方　藥： 協定方蒿芩枇杷湯。

　　　　　服藥後咳嗽，咳痰逐漸減輕。

治療經過

　　2022 年 4 月 7 日，咳嗽，咳痰症狀基本緩解，仍有少許口乾，但早晨體溫達到 37.5℃，出現尿頻、尿急，無尿痛。納一般，考慮為尿路感染，病機為腎虛濕熱，治法改為補腎益元，清熱利濕。方藥：萆薢 15g，石菖蒲 5g，桑螵蛸 15g，益智仁 15g，枳殼 10g，黃芪 10g，桂枝 10g，蒲公英 10g，神曲 10g，甘草梢 5g。共三劑。

　　4 月 8 日患者體溫恢復正常，尿頻尿急尿失禁改善。4 月 10 日患者尿路感染症狀基本緩解。處方改以 2 版方案的 D2 方止嗽滋陰湯。2022 年 4 月 12 日轉陰，2022 年 4 月 14 日常規出院。

醫論：論老年尿路感染

一、重視老年尿路感染問題

　　老年人各器官隨着年齡增長，逐漸發生退行性變和功能的減退。腎臟是個多功能臟器，對內環境穩定起着非常重要的作用，因此老年人一旦患急性感染易發生水、電解質及酸鹼代謝紊亂，甚至出現迴圈衰竭或急性腎功能衰竭，病死率較高。老年尿路感染是一種較常見的疾病，它是老化過程中經常出現的一種併發病，也是僅次於呼吸道感染的。

　　由於老年人免疫功能衰退，尿路黏膜抗菌防禦機制降低，加以普遍存在腎動脈硬化、腎囊腫形成或前列腺增生（或膀胱頸梗阻）等因素，致使尿路感染的發病率僅次於呼吸道感染，在老年人中居第二位。我們必須重視如何防治老年尿路感染的問題。

二、尿路感染原因

　　尿路感染可分為下尿路感染（指膀胱炎）及上尿路感染（指腎盂腎炎）。前者膀胱尿中的病原體沿輸尿管上行至腎盂及腎實質，後者腎盂尿中的病原體隨尿液下流至膀胱，故互為因果。以感染途徑來看，尿路感染的病原體絕大多數是從尿道上行至膀胱，然後由膀胱再隨尿液逆流至腎臟，導致膀胱炎和腎盂腎炎。

　　尿路感染原因是：第一、老年人免疫功能衰退，尿路黏膜抗菌防禦機制降低；第二、普遍存在腎動脈硬化、腎囊腫形成或膀胱頸梗阻等因素，男性主要是前列腺增生，女性是因為糞便細菌極易污染尿道外口，並在此繁殖，進一步播散到尿道和膀胱。另外，在長期用尿不濕，也是尿路感染的重要原因。

三、中醫防治老年尿路感染

（一）古代醫家對尿路感染的認識

　　尿路感染屬祖國醫學「淋證」範疇。早在《金匱要略·消渴小便不利淋病》篇指出：「淋之為病，小便如粟狀，小腹弦急，痛引臍中。」《諸病源候論·

淋病諸候》曰：「諸淋者由腎虛膀胱熱故也……腎虛則小便數，膀胱熱則水下澀，數而且澀，則淋瀝不宣，故謂之淋。」《景岳全書・淋濁篇》又云：「淋之初始，則無不由乎熱劇，無容辨矣。」古代醫家對尿路感染皆以腎虛濕熱之邪蘊於下焦、膀胱氣化失司、熱邪蒸灼津液、水道不利論述。

（二）老年尿路感染治法：補腎益元，清熱利濕

老年人由於臟腑功能下降，或年老、久病體弱，勞累過度，房事不節，均可導致脾腎虧虛，脾虛則中氣下陷，腎虛則下元不固，因而小便淋瀝不已。故老年人尿路感染的病因病機腎虛特徵更為突出，主要是以正虛為本，以感邪為標，即「正虛邪實」。基本病機是腎虛濕熱。

中醫治療的原則強調整體觀念、辨證論治，在治療上不能一味清利，而宜以補腎益元、清熱利濕。治療原則當遵循以扶正祛邪，攻補兼施，標本同治。這種扶正與祛邪相結合的治療原則，是提高老年尿路感染治療效果的重要途徑。

（三）本案方藥：八正散加減

八正散出自《太平惠民和劑局方》，是治療尿路感染的傳統方劑。方中甘草梢、蒲公英清熱解毒，萆薢、石菖蒲清熱利濕通淋，甘草緩急止痛。桑螵蛸、益智仁滋養肝腎而澀精；枳殼、黃芪、桂枝溫陽益氣；補其不足以治本。神曲益氣健脾，生津潤肺，用於脾虛體倦，食慾不振，氣陰不足。本案中藥攻補兼施，補腎益元、清熱利濕，對老年尿路感染具有較好的治療作用。

典型症狀醫案

醫案 27

肌膚甲錯醫案

患者，男，88歲。2022年4月10日首診。

病史摘要

科興疫苗接種兩次，最後接種日期是 2022 年 2 月 16 日；新冠檢測陽性日期是：2022 年 4 月 8 日，轉陰日期：2022 年 4 月 16 日；入院日期：2022 年 4 月 10 日，出院日期：2022 年 4 月 18 日。

主要症狀： 輕微咳嗽、沒有痰，輕微的口乾；右小腿褐色，皮膚粗糙、乾燥，如鱗狀，有皮屑。納一般，寐一般，排便難，用尿不濕。舌暗，苔薄黃膩，脈浮數。

既往史： 下泌尿道症狀、慢性咳嗽、糖尿病、大腸桿菌敗血症、L4/5 脊椎椎間盤炎、骨髓炎、左側腰肌膿瘍、L4/5 脊椎面敗血性關節炎、膽囊息肉、局部膽囊腺肌增生症、間斷性便秘。

診斷： 新型冠狀病毒感染。

證型： 風熱犯衛兼有血瘀。

治法： 疏風止咳，養血活血。

方藥： 當歸 9g，生地 9g，桃仁 12g，紅花 9g，赤芍 6g，枳殼 6g，絲瓜絡 10g，柴胡 3g，川芎 5g，桔梗 5g，牛膝 9g，丹皮 10g，田七 5g，金銀花 10g，桂枝 15g，黃芪 10g，大棗 10g，土茯苓 15g，甘草 6g。共三劑。

治療經過

2022 年 4 月 13 日

患者咳嗽緩解，仍有少許口乾。右小腿皮膚顏色變淡，粗糙、乾燥減輕，有皮屑。納一般，寐一般，排便可，用尿不濕。舌暗，苔薄膩，脈浮數。考慮咳嗽緩解，其他症狀都有減輕。去川芎，加麥冬 10g，以滋陰潤燥。處方三劑。

2022 年 4 月 16 日

患者新冠檢測轉陰，口乾緩解。右小腿皮膚顏色逐漸變淡，粗糙、乾燥明顯減輕，無皮屑。故原方續服。

2022 年 4 月 18 日

出院時，右小腿皮膚顏色明顯變淡，皮膚基本光滑如常。

診療思路： 患者新冠檢測陽性結合症狀，新型冠狀病毒感染風熱證診斷明確。右小腿皮膚顏色變淡，粗糙、乾燥為肌膚甲錯，是燥和血瘀。所以治法為：疏風止咳，養血活血。

醫論：論肌膚甲錯

一、出處

肌膚甲錯一詞，源淵於宗師張仲景的《金匱要略》。《金匱要略·血痹虛勞病》篇大黃蟅蟲丸治證中說：「五勞虛極羸瘦⋯⋯經絡、營衛氣傷，內有乾血，肌膚甲錯。」用來形容皮膚粗糙乾燥，如乾魚鱗甲交錯的樣子。

二、病因病機

（一）血瘀證表現在顏色的暗

後世醫家一般都認為：肌膚甲錯是血瘀證的表現。很多教材及書籍中，都把「肌膚甲錯」的病因解釋為血瘀。其實血瘀證表現在肌膚甲錯皮膚顏色的暗。

（二）燥證表現在皮膚的乾

肌膚甲錯的主要表現是皮膚乾燥粗糙，狀如乾魚之鱗。病機十九條「諸澀枯涸，乾勁皴揭，皆屬於燥」。可見「燥」是引起皮膚粗糙枯裂如鱗的直接原因。肌膚甲錯的病機也有燥證。燥證表現在肌膚甲錯皮膚質地的乾裂。

（三）內有乾血和內有瘀血

燥證的原因是陰虛或陽盛，也就是邪熱或氣虛血虧導致陰血不足，以致皮膚失榮，形成肌膚甲錯。仲景的「內有乾血」就是表述這個意思，而不單純是「內有瘀血」。乾血是多了一個燥。

三、治法：清熱養血，滋陰潤燥

《金匱要略‧血痹虛勞病脈證並治》篇曰：「五勞虛極羸瘦，腹滿不能飲食，食傷、憂傷、飲傷、房室傷、饑傷、勞傷、經絡榮衛氣傷，內有乾血，肌膚甲錯，兩目黯黑，緩中補虛，大黃䗪蟲丸主之。」

大黃蟄蟲丸，又名大黃䗪蟲丸，功效就是清熱、養血、滋陰、潤燥。組成：熟大黃、土鱉蟲（炒）、水蛭（制）、虻蟲（去翅足，炒）、蠐螬（炒）、乾漆（煆）、桃仁、炒苦杏仁、黃芩、地黃、白芍、甘草。方中以乾漆、桃仁、四蟲破其血；然瘀久必生熱，氣滯乃不行，故以黃芩清熱，杏仁利氣，大黃以行之，而以甘、芍、地黃救其元陰，則中之因此而裏急者，可以漸緩，虛之因此而勞極者，可以漸補，故曰緩中補虛，大黃䗪蟲丸。

四、本案

考慮本案患者年老體衰，大黃蟄蟲湯作用劇烈，病房也沒有丸劑，故代以血府逐瘀湯加減。本案就是用清熱養血，滋陰潤燥的治法結合新冠解毒法而組方。方中血府逐瘀湯活血養血化瘀，補氣活血行血；黃芪、絲瓜絡行氣通絡；金銀花、土茯苓、丹皮清熱解毒涼血；甘草和中緩急，諸藥配伍，效果很好。

醫案 28
肢體麻木醫案

患者，男，54歲。2022年4月6日首診。

病史摘要

復必泰疫苗接種兩次，末次接種日期：2021年6月11日；新冠檢測陽性日期：2022年4月5日，轉陰日期：2022年4月10日；入院日期：2022年4月6日，出院日期：2022年4月11日。

主要症狀： 五年前，因工作時忽然倒地，後遂不能行走，伴有右側肢體麻木。既往體健，無高血壓病、糖尿病病史。喜食辛辣，易於激動，考慮為肝陽暴亢，氣血逆亂，上沖於腦，以致突然昏撲。目前肢體麻木偏廢是為中風後遺症。患者仍有頭暈、頭痛、耳鳴、目眩，下肢偏涼；納差，寐一般，大便難解，小便黃。舌紅，苔黃，脈弦。

證型： 肝陽上亢。

治法： 平肝潛陽、活血通絡。

方藥： 天麻10g，鉤藤10g，地龍15g，僵蠶10g，萆薢10g，石菖蒲10g，浙貝5g，黃芪10g，丹皮10g，神曲10g。共五劑。

醫論：抓主證

麻木是指肌膚知覺消失。不知痛癢，若見於四肢者，則稱為四肢麻木。麻木在《內經》及《金匱要略》中稱「不仁」，隸屬於「痺」「中風」等病範疇。《諸病源候論》言：不仁之狀為「其狀搔之皮膚，如隔衣是也。」《素問病機氣宜保命集》始有麻木症名。朱丹溪云：曰麻曰木，以不仁中而分為二也。可見麻木與不仁同義。

《臨證指南醫案》中明確提出「入肝必麻木」，肝剛勁之質得為柔和之體，遂其條達暢茂之性。《素問‧五藏生成》說：「諸筋者，皆屬於節。」肝腎陰虧，氣血不運肢體筋脈失於滋養而麻木；陰不制陽，陽甚化風，肝風入絡，經脈阻塞亦可致麻。

本病案的重點其實就是抓主證，抓住了肢體麻木、頭暈、目眩等主證。

一、甚麼是抓主證

證候是特有症狀群的病機時相概括。在較複雜的病例，往往同時存在主證、兼證、夾證。主證就是病證的主要症狀與體徵，圍繞主證進行辨證論治歷來受到醫家的重視。主證是疾病的主要脈證是疾病之基本的病理變化的外在表現。每一種病證都有它特異性的主證，可以是由一個或兩個，最多不超過三個最具代表性的主要症狀組成。抓主證方法即依據疾病的主要脈證確定診斷並處以方藥的辨證施治方法。主證是診斷標準，也是選方指徵。

本文所指抓主證，是特有的一至三個主要症狀，並不是「主證」。在於治之以法抓主證。有些特有專方，由於組方法度嚴謹，其特殊的治療適應證；證候也有典型的主證。抓主證即是抓住該專方或證候的特殊症狀。也就是抓住其中一個或兩個，最多不超過三個最具代表性的主要症狀，不僅可據此主證決定證候歸屬，而且可據此施用對證專方多能收到桴鼓之效。這是「治病求本」之道，是以簡馭繁達到捷效治療目標的重要方法技巧。

張仲景在《傷寒論》中提出的「但見一證便是」就是抓主證的典型代表。印會河教授善於在臨床抓主證，他把中醫的證與病相結合，把西醫的臨床化驗、檢查和診斷等納入中醫的「辨證論治」之中，彙集成一套簡便易行，行之易效的診治方法。這種方法只需抓住常見病中的幾個主要症狀連同西醫的明確診斷在內，便能定方、定藥、甚至定量地加以治療。印老根據家傳、師承及他從事中醫工作半個世紀以來經過反覆驗證，提煉出療效可靠的經驗方。

二、抓主證方法

抓主證方法有兩個最主要的特點，其一，抓主證一般不需作直接的病機包括病因、病位、病勢、病性辨析，病機辨析潛在於主證辨析；其二，主證多與首選方劑聯繫在一起，抓主證具有「湯證辨證」的特點，歷代醫生在長期的臨床實踐中，通過這樣的方法，逐漸認識到了眾多病證的本質病理以及反映其本質病理的脈證也就是主證。如我們所熟知的小柴胡湯證的「柴胡七證」、麻黃

湯證的「麻黃八證」以及熱實結胸的「結胸三證」等等，便都是古代醫生探索並總結出來的。抓住這樣的主證，實施針對性的治療，這就是治本。

抓主證體現了治病求本的原則，而且一般說來，主證又總是與最佳的方藥聯繫在一起。所以抓住了主證就同時選擇到了對證的方藥，因而也就可以取得理想的療效。必須說明的是，抓主證方法是辨證施治與專病專方兩種方法的有機結合，這當然也是理想療效的保證。

一般而言，主證是特異性較強的症狀，證據強度較高，作為診斷依據時更為充分。但由於臨床的複雜性，許多平時特異性不明顯、指向性不明確、證據強度低的症狀，在特定病例中，有時會成為最終選方的關鍵鑑別點，從而使其證據強度升高，甚至成為決定全域的唯一重要因素。除臨床客觀情況外，醫家個人的臨床水平、學術素養等主觀因素，也是影響在臨床中運用抓主證思想的重要因素。因此，在重視臨床客觀情況的同時，盡量提高醫家個人的臨床水平，在臨床環境下理解、體會主證的思想。

醫案29
雙膝腫痛痛風醫案

患者，女，89歲。2022年4月4日首診。

病史摘要

沒有接種疫苗。新冠確診日期：2022年3月28日，轉陰日期：2022年4月12日；入院日期：2022年4月4日，出院日期：2022年4月15日。

主要症狀： 咳嗽、咳痰，痰黃量少、難以咯出，有氣促，口乾，咽喉瘙癢，無咽痛，無鼻水，無怕冷，無出汗；有雙膝痛。納可，寐可，二便可。舌紅，苔黃膩，脈滑數。

既往史： 有高血壓，痛風等病史。

診斷： 新型冠狀病毒感染。

證型： 疫毒閉肺，痰熱內結。

治法： 清熱解毒，止咳平喘。

方藥： 化濕敗毒方加減。

麻黃5g，苦杏仁10g，生石膏15g，黃芩10g，前胡10g，浙貝母10g，桑白皮10g，玄參10g，蘆根20g，馬鞭草15g，藿香10g，桔梗15g，生甘草10g。共三劑。

治療經過

2022年4月7日

患者昨晚突然出現雙膝及膝小腿腫脹疼痛劇烈，吃飯睡覺都有影響。無咳嗽咳痰，無發熱怕冷，無噁心嘔吐。考慮為痛風發作，囑以清熱利濕之劑，方以五苓散加減治之。

方藥： 白术15g，澤瀉10g，豬苓10g，茯苓皮20g，桂枝6g，車前草20g，酸棗仁15g。共兩劑。

煎服方法： 以上為草藥用量，顆粒劑按草藥濃縮比例配發，每日服用兩

次，每次一包。

患者服藥後，疼痛、腫脹症狀迅速緩解，納佳，寐佳，二便可。4月9日，遂改2版方案方D2止嗽滋陰湯續服。4月12日轉陰，4月15日出院。

醫論：論五苓散治療痛風

痛風是體內嘌呤代謝紊亂而引發的，以反覆發作的關節紅、腫、熱、痛為主證的一類疾病。與嘌呤代謝紊亂和（或）尿酸排泄減少所致的高尿酸血症直接相關，屬於代謝性風濕病範疇。痛風性關節炎作為一種常見的慢性自身免疫性疾病，如不積極防治，慢性期病變可致關節損傷、畸形。

一、中醫對痛風的認識

中醫將痛風納入「曆節」「白虎曆節」「痹證」「走遊風」等範疇。「痛風」一詞由朱丹溪首次提出，並在《格致餘論》中記載：「彼痛風者，大率因血受熱已自沸騰……污濁凝澀，所以作痛。」

痛風屬本虛標實之證，以正氣不足、肝脾腎之虧虛為本，風寒濕等多種外邪為標。臟腑虧虛，則痰濁內生，在此基礎上感受外邪，加之嗜食肥甘厚味、勞累、情志失調或關節外傷等，誘發或加重痰濕阻滯患處，以致血運行不暢，不通則痛而發為痛風。

因痛風的主要表現為關節紅、腫、熱、痛及痛風石的形成，且病情反覆難癒。近現代醫家多從痹病論治，結合當代醫學認為高尿酸血症才是導致痛風的主要原因。現在一般認為痛風的病因病機為：先天腎氣不足，後天脾胃運化失調，水濕內蘊，繼發痰濕、瘀血、濕熱、濕毒。治療以「急則治其標，緩則治其本」為基本原則。發作期以清熱利濕、活血止痛為治則。緩解期以化濕醒脾、溫陽補虛為治則。可以充分發揮中藥、針灸、拔罐、刺絡等臨床手段，做到多學科，全方位診療。並需要告知患者保持合理飲食，適當活動，按時作息對本病的重要性。

二、五苓散可以恢復水液代謝

　　五苓散出自漢代張仲景的《傷寒論》，由豬苓、澤瀉、白朮、茯苓、桂枝組成，澤瀉為君藥，茯苓、豬苓為臣，助澤瀉行利水滲濕之功，再以白朮佐澤瀉收補氣健脾之效求運化水濕，佐以桂枝溫陽化氣以助利水，全方共奏溫陽化氣、利水祛濕之功。五苓散是治療「氣化不利，水液內停」的主方，可治療太陽膀胱蓄水證、水逆證和津虧液燥證。傳統用於外有表證、內停水濕、頭痛發熱、煩渴欲飲，或水入即吐、小便不利等證，與恢復水液正常代謝密切相關。

　　現臨床廣泛應用於多系統、多部位疾病，其共同點都與水液失常相關。五苓散的這些應用，既是中醫異病同治思想的反映，也反映太陽功能失常與臟腑疾病之間的密切關係。因為太陽生理功能上主水，外則化氣以為六經之藩籬；內則行水以為臟腑之滋源。其功能失調，必然與水液代謝失常密切聯繫，由此引發諸多水液代謝失常的疾病。

三、五苓散通過利水滲濕，降低尿酸含量，治療痛風，與西醫治療思路相同

　　五苓散可「通行津液克伐水邪」，使濕濁之邪排出體外。並且五苓散使陽氣振奮，濕濁自除。現代藥理研究也，五苓散組成中的茯苓、澤瀉能降低血尿酸，降低 XO 活性。川萆薢、土茯苓有明顯降尿酸及抗炎、鎮痛作用，且可以使 XO 活性降低。多項研究也提示五苓散可以幫助降低 XO 的活性，使尿酸生成減少，改善尿酸代謝，具有顯著的抗痛風作用。

　　本醫案就是患者處於痛風急性期，疼痛難忍，影響日常生活。應用五苓散，利水滲濕，排出尿酸，降低血尿酸含量，使病情快速緩解。

醫案 30
發熱惡寒醫案

患者，女，93 歲。2022 年 4 月 27 日首診。

病史摘要

患者因發熱反覆，新型冠狀病毒檢測久未轉陰，一直未能出院，即便用上抗病毒、對證治療的藥物都未見成效，病情複雜纏綿。在確診的第 26 天，患者轉到靈實病區，開始接受中西醫結合治療。

2022 年 4 月 27 日，教授帶領一眾醫師學生到靈實病區查房，見到一個患者姿態佝僂、形體瘦削、精神萎靡、被大量毛毯棉緊緊包裹，一動不動的躺在床上。

主要症狀： 患者兩顴潮紅、語聲低微，症狀需由護理人員代訴。患者當時頸部體溫為 39℃，額頭體溫為 36.1℃。惡寒，咳嗽，痰黃白難咯，咳痰聲重；納差，眠可。三天大便未行，小便調。舌淡尖紅，苔黃厚膩，脈細無力。

方藥： 蒿芩清膽湯。

青蒿 6g，竹茹 9g，法半夏 5g，茯苓 9g，黃芩 9g，枳殼 5g，陳皮 5g，梔子 10g，浙貝 10g，枇杷葉 10g，甘草 3g。共兩劑。

治療經過

2022 年 4 月 29 日

患者早晨發熱 37.8℃，查房時頸部體溫與額頭體溫正常，精神可，可對答。仍有惡寒，咳嗽咳痰減輕，納眠可。大便昨日三行，量少，小便調。舌淡尖，苔黃厚膩減輕，脈細無力。效不更方，前方加柴胡 9g 增強疏散退熱，加魚腥草 15g 增強清熱解毒之效。

2022 年 4 月 30 日

發熱已退，體溫一切正常，神轉佳，怕冷減輕，咳嗽咳痰減輕，納眠一般。昨日未行大便，小便調。舌淡尖紅，苔黃厚膩減輕，脈細。

醫論：論發熱惡寒

一、發熱惡寒的疑析

「有一分惡寒，便有一分表證」，發熱惡寒同時出現，為邪氣在表之象。邪在衛表，衛氣與之抗爭，則引起發熱；衛氣與邪氣抗爭，衛陽為邪所遏，肌膚失卻溫煦則惡寒。發熱惡寒從來都不是傷寒的專有特徵，六淫的風、寒、暑、濕、燥、火外束肌表，衛氣鬱閉，正邪交爭，肌表失於溫煦，則可見發熱惡寒。

一般認為，傷於風寒，寒為陰邪，束表傷陽，故惡寒明顯、發熱輕；傷於溫熱，熱為陽邪，易致陽盛，故發熱明顯、惡寒輕。然而老年人臟腑虛衰，精血虧虛，陽氣不運，氣血失暢，衛外不固，正氣不足，常難抗邪，即使溫熱來襲，一般惡寒明顯、熱勢不高，難以單純從發熱惡寒的性質便能一錘定音，擒其魁首。

總括而然，發熱惡寒並見只是邪在肌表的共有症，而發熱惡寒的孰輕孰重只能提示正邪的強弱，臨床投方用藥，需整體辨證而論之。

二、新型冠狀病毒肺炎的發熱

在病房裏的發熱老人雖有紛繁複雜的基礎慢性病與症狀，但細心亦能找出當中規律。一般多表現為惡寒重，發熱輕，或午後發熱，或身熱不揚，或汗出熱減，繼而復熱，纏綿難癒。除發熱惡寒外，多表現為神識呆滯，乏力倦怠，咳嗽咳痰，咽乾咽痛，口渴不欲飲，胸悶脘痞納呆，或見腹痛便溏，或見大便不通，或見小便不利，舌苔多黃厚膩。

結合患者的發熱與臨床表現，可判斷濕熱為疾病的關鍵所在，為疾病之魁首。薛生白曰：「熱得濕而愈熾，濕得熱而愈橫」，濕熱為病，陰陽兩邪互相裹結，膠着難解，故發熱反覆而難癒；濕性重濁，故困重乏力；濕蒙清竅，故此神識昏糊；濕困於脾而閉肺，肺失肅降；濕氣困脾，脾不運化而見痰多和各種腸胃道症狀，濕熱下注，則膀胱氣化失司而小便不利。病機為濕熱鬱阻，三焦氣化失司之證，津液運行不暢，聚濕生痰生濁，鬱久化熱生火。以患者為例，她反覆發熱一月餘，惡寒神疲，咳嗽痰多，納差，大便不通，舌苔厚膩，均為濕熱內蘊之像。

三、蒿芩清膽湯的應用

蒿芩清膽湯出自清代醫家俞根初的《重訂通俗傷寒論》:「暑濕瘧……當辨其暑重於濕者為暑瘧……暑瘧,先與蒿芩清膽湯清其暑。」方中青蒿、黃芩合為君藥,前者清透邪熱,後者清泄膽熱、燥濕化毒;竹茹、半夏相配為臣藥,清化痰濁、和胃止嘔;枳殼、陳皮共為佐藥,前者下氣除痞,後者理氣化痰,兩藥相用利濕化痰、行氣導滯;另方中重用茯苓、碧玉散,以使濕熱之邪隨小便而去,達瀉熱除濕之效,共為使藥。諸藥合用,三焦分消走泄,濕熱得消,氣機通暢,諸證可除。故蒿芩清膽湯可作為基礎方,在新型冠狀病毒感染的發熱轉歸過程中,辨證加減應用。

而現代藥理研究證實蒿芩清膽湯能夠殺滅細菌、病毒等病原體,消炎抗炎,調節機體免疫功能,並起到解熱、止咳、化痰的作用。臨床研究發現蒿芩清膽湯在常規西藥治療的基礎上,對社區老年獲得性肺炎(濕熱內閉證)的治療中加用蒿芩清膽湯,可明顯降低 hs-CRP、WBC 及 PCT 水準,抑制炎症反應。

四、老年人發熱處理

發燒,坊間一般會以物理降溫(包括冷濕敷、冰袋及酒精擦浴)的方法退熱,然而世界衛生組織(WHO)研究證明物理降溫對感染性疾病所致高熱是弊多利少。物理降溫違反了體溫調節的生理機制,影響體溫調節的功能。更有機會引起代謝亢進使發熱的時間延長。由於發熱患者皮膚血管是擴張,物理降溫會引起皮膚血管的強烈收縮,加重惡寒、渾身顫抖,甚至加重低氧血症,物理降溫尤其不適合體質虛弱的老年人。只有患者在體溫超過 40℃,為避免高熱對神經系統造成損害,此時才需短暫採取物理降溫的方式對其進行干預。

事實上,發熱應當服用對證藥物,利用機體調節使人體體表血管擴張,使適度汗出,「遍身漐漐微似有汗者益佳」,借助出汗散熱,使體溫降低。切記「不可令如水流漓,病必不除」,發汗太過,則損陽傷正,變證叢生。無汗而出則無以祛表邪,大汗出反而傷正氣,適當掌握汗出的程度則能使邪去熱退而病解。

醫案 31

反覆發熱醫案

病案一

患者，女，89歲。2022年4月12日首診。

主訴：反覆發熱兩天

主要症狀： 患者於 2022 年 4 月 5 日首次確診 2019 冠狀病毒病，於 4 月 10 日因開始出現反覆發熱，以午後發熱為主，服撲熱息痛後不效，翌日由護老院轉至啟德暫託中心作進一步治療處理。4 月 12 日初診時見患者神疲嗜睡，交流困難，不能對答，護理員代訴刻下體溫攝氏 37.6℃，伴咳嗽痰多色黃質稠。納眠可，小便正常，大便四日未行。舌紅苔白膩，脈弦滑。煩躁，手腕處囊腫。

既往史： 無疫苗接種史。既往有高血壓、心房纖維性顫動、心動過緩、肺腺癌術後史。無過敏史。無特殊家族史。已婚已育。

證型： 風寒化熱挾濕。

治法： 清熱解毒，止咳平喘。

方藥： 麻杏祛濕湯加減。

杏仁 10g，黃芩 10g，前胡 10g，浙貝母 10g，藿香 10g，陳皮 10g，桔梗 10g，甘草 10g，葶藶子 9g，火麻仁 20g，桑白皮 10g，枇杷葉 10g。共兩劑。

治療經過

2022 年 4 月 13 日

諸證如前，大便五日未行，昨晚體溫最高 38.5℃，今晨開始服第一劑中藥。舌紅苔薄微黃，脈弦滑。

2022 年 4 月 14 日

昨日仍有發熱，體溫最高攝氏 38.3℃，大便已解一次，質可，餘證如

前。舌紅苔薄微黃，脈弦滑。患者仍有發熱，予改銀翹散加減以疏風清熱解毒，四副顆粒劑，水沖服。

方藥： 金銀化 15g，運翹 15g，桔梗 10g，黃芩 10g，甘草 5g，桑白皮 10g，枇杷葉 10g，葶藶子 9g，火麻仁 15g。

2022 年 4 月 18 日

反覆發熱持續，昨最高體溫攝氏 38.3℃。前陰部和腰背部新起瘡瘍紅腫疼痛、化膿（見白色膿頭），咳嗽痰黃稠減少，納眠可，昨大便一次，質軟。舌紅苔薄微黃，脈弦滑。面赤、煩躁。上方金銀花增至 25g，枇杷葉增至 15g，火麻仁減至 10g，去葶藶子、加蒲公英 15g 加強清熱解毒之功，兩副顆粒劑水沖服。

2022 年 4 月 20 日

諸證如前。昨發熱最高溫度攝氏 38.9℃，仍咳嗽痰黃、瘡瘍白色膿頭已消，仍紅腫疼痛。納眠差，大便兩天未行，小便正常。舌紅少苔，脈滑數。背部瘙癢、面赤、煩躁、口乾。教授處方蒿芩清膽湯兩副沖劑水沖服，以清膽利濕、祛痰和胃，並加柴胡、煅龍骨、地膚子，和解少陽，安身止癢。

方藥： 青蒿 10g，竹茹 10g，茯苓 15g，黃芩 10g，枳殼 10g，陳皮 10g，滑石 10g，甘草 10g，青黛 6g，柴胡 10g，龍骨 45g，法半夏 9g，地膚子 10g。

2022 年 4 月 21 日

始服蒿芩清膽湯，諸證如前，昨日發熱最高溫度攝氏 38.1℃，舌紅少苔，脈弦滑數。

2022 年 4 月 22 日

仍有發熱，昨日發熱最高溫度攝氏 38.3℃，平均溫度 37.68℃，發熱時長達十一小時。今咳嗽咯痰明顯減輕，瘡瘍紅腫疼痛、背部瘙癢改善，煩躁好轉，納眠可，二便調，舌紅少苔，脈滑數。

2022 年 4 月 23 日

仍反覆發熱，但平均溫度下降至攝氏 37.08℃，發熱時長亦減至八小時。諸證持續改善，納眠可，二便調。舌紅少苔，脈滑數。效不更方，續原方兩副顆粒劑水沖服。

2022 年 4 月 24 日

發熱持續改善，昨日發熱最高攝氏 38.4℃，發熱時長減至四小時。仍有少許咳嗽咯痰，背部瘙癢、煩躁已無。面赤減輕，納眠可。小便正常，大便兩日未至。上方加大腹皮、瓜蔞、葛根兩副，顆粒劑水沖服。

2022 年 4 月 25 日

昨日發熱最高攝氏 38.1℃，發熱時長減至 2.5 小時。精神改善，可應答，護工訴可下床運動鍛煉。咳嗽咯痰改善，瘡瘍好轉，納眠可。大便一次，質軟。舌紅苔膩，脈弦滑。

2022 年 4 月 26 日

精神佳，昨日已無發熱。瘡瘍向癒，咳嗽咯痰基本消失，納眠可。二便調。舌紅少苔，脈滑。

及後已無發熱，情況穩定，至 5 月出院。

病案二

患者，男，86 歲。2022 年 4 月 18 日首診。

主訴：咳嗽痰黃五天

主要症狀： 患者於 2022 年 4 月 11 日首次確診 2019 冠狀病毒病，隨即出現咳嗽痰黃，為進一步處理治療，於 4 月 14 日由護老院轉至啟德暫託中心作進一步治療處理。4 月 18 初診見咳嗽痰黃，伴口乾，納眠可，小便正常，大便溏。舌紅少苔，脈細數。

既往史： 無疫苗接種史。既往有高血壓史。無過敏史。無特殊家族史。已婚已育。

證型： 肺陰虧虛。

治法： 宣肺止咳，滋陰養肺。

方藥： 止嗽滋陰湯加減。

桔梗 10g，紫菀 10g，百部 5g，白前 10g，浙貝母 10g，陳皮 10g，法半夏 10g，茯苓 15g，玉竹 9g，沙參 20g，麥冬 10g，神曲 10g。共三劑。

治療經過

2022 年 4 月 19 日

未及服第一劑中藥前出現發熱，自下午 1 時始，時長達七小時，最高溫度為攝氏 37.8℃，餘證同前，舌紅少苔，脈數，服中藥後續觀。

2022 年 4 月 20 日

發熱情況持續，但發熱時長減至兩小時，自下午 4 時起，最高溫度攝氏 37.9℃。咳嗽痰黃減少，餘證同前，舌紅苔乾，脈數。

2022 年 4 月 21 日

仍有發熱以午後為主，伴咳嗽痰黃、口乾。納眠可。大便溏，小便正常，舌紅少苔，脈滑數。教授處方滋陰止嗽散去麥冬、白前，加青蒿、黃芩等，取蒿芩清膽湯之意，加再合桑白皮、瓜蔞皮加強清肺化痰之功，兩副顆粒劑，水沖服。

2022 年 4 月 22 日

午後發熱半小時，最高溫度攝氏 37.9℃，藥後咳嗽痰黃、口乾改善，納眠可，大便溏，小便調。舌紅少苔，脈滑數。

2022 年 4 月 23 日

已無發熱。咳痰減少，痰色白、口乾已無，納眠可，二便調，脈滑。

2022 年 4 月 24 日

情況穩定，因假牙問題於 25 日早上轉院處理。

體會

醫學界有一句流傳甚廣的諺語："To cure sometimes, to relieve often, to comfort always."（有時是治癒，常常是減輕，總是在安慰），源於十八世紀一位美國肺結核療養院創建醫生愛德華·杜魯多。在面對老年病人時，因其臟腑氣血陰陽皆有所衰退，故病機趨於複雜，機體恢復需時，耐心於病人和醫生而言都是至關重要的。病案一中的患者在初期因病痛的影響而不願與人溝通，我們每每可以看到教授以身作則，親切的關懷患者和每一位病人，到後來患者逐漸打開心扉，願意與我們交流，並讓我們更了解她的病情，最後藥到病除，豁然開朗。

醫論：論發熱

　　本文兩病案的發熱頗具特點，都是以午後發熱及低熱（攝氏 37.5℃-38.3℃）為主：

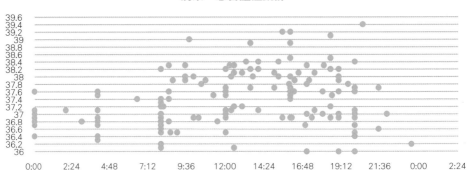

病案一患者體溫統計

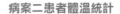

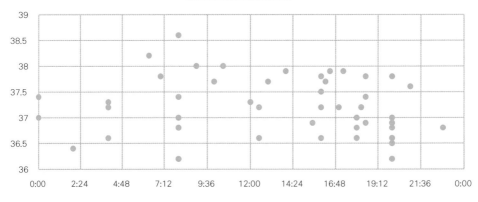

病案二患者體溫統計

　　自古以來醫者對發熱的模式與特點有深入的探討。午後發熱屬潮熱的一種——即發熱按時而至如潮水按時來潮狀，其病因病機可為陰虛、瘀血、濕溫、陽明腑實等，而當中又各有乾坤。陽明腑實之發熱又謂「日晡潮熱」，以下午 3 至 5 時（即申時，陽明經氣旺盛之時）而發為特點，並兼以胃腸濕熱之表現；濕溫發熱雖為午後熱甚，但仍為低熱，並兼以濕鬱中焦之象；瘀血發熱以午後或晚間為主，並兼以瘀血內結之徵；而陰虛發熱，則以午後發熱或夜熱早涼為特點，兼以其它陰虛見證。從以上的總結可見，午後發熱主要見於四證，

而當中又以其伴證，或主要證候為主要依據。

治法

　　病案一中患者初診時即有發熱、咳嗽痰黃質稠，為風熱襲表，表邪不解而入裏，熱壅於肺，灼津生痰，肺失宣降；肺與大腸相表裏，大便秘結為裏熱之徵，舌紅為熱象；神疲、痰多、脈滑及苔膩為濕盛，故辨證為風寒化熱挾濕證，治以麻杏祛濕湯加葶藶子瀉肺平喘、火麻仁潤腸通便。兩劑後患者大便可通，白膩苔轉為薄黃苔，可見濕邪正去，有邪熱透表之勢，故轉用銀翹散加減疏風解表，清熱解毒。四劑後咳嗽痰黃稠雖有所減少，但在前證的基礎上出現新起瘡瘍紅腫疼痛、化膿，可見邪熱在表，故在上方的基礎上增加金銀花用量，合蒲公英以取五味消毒飲之意，以清熱解毒，消散瘡癰。兩劑後瘡瘍雖有所好轉，但發熱情況持續，且伴咳嗽痰黃、納差、脈滑數等痰熱內盛之象，故投蒿芩清膽湯以清少陽之熱，利濕祛痰；此時患者亦稍有口乾、舌紅少苔陰虛之象，但仍以痰熱內盛為主，且方中之青蒿可清虛熱，同時能兼顧陰虛的部分，故能取之有道而立竿見影。

　　病案二中患者初診見咳嗽痰黃，伴口乾，大便溏，舌紅少苔，脈細數，雖有便溏，但仍以肺陰虧虛為主，故處方止嗽滋陰湯以宣肺止咳，滋陰養肺。後發熱時長雖持續減少，但仍有反覆，加之咳嗽痰黃、便溏、脈滑數等濕熱之象，故在原方的基礎上加以青蒿、黃芩，取蒿芩清膽湯清化痰熱之功，而不乏兼顧口乾、舌紅少苔等陰虛之徵，故能明效大驗。

　　蒿芩清膽湯為治療少陽濕熱證的代表方，與新型冠狀病毒感染「濕」「熱」的證候特點切合。方中有黃芩清泄膽熱兼燥濕；竹茹清膽胃之熱，化痰止嘔；半夏燥濕化痰，和胃降逆；陳皮理氣化痰，寬胸暢膈，與半夏相合則治少陽樞機不利，寓氣暢津行而濕去之意；茯苓、碧玉散清熱利濕；甘草調和藥性，亦主以能清虛熱之青蒿，並在本文兩例反覆發熱中取得佳效，其在治療新型冠狀病毒感染的過程中值得進一步研究並推廣應用。

醫案 32
全身穴位經絡操醫案

患者，女，73歲。2022年4月12日首診。

病史摘要

主要症狀： 精神狀態一般，體溫、血氧飽和度正常，自訴有咳嗽咳痰，痰白色黃，質黏難咯出。頭痛，口乾。右上肢少量紅色皮疹，時有全身瘙癢；因既往有慢性胃炎病史，一直被噯氣、泛酸的症狀困身，幸運的是未影響胃口。她覺得睡眠不好，是因為排風系統的聲音比較大。大便少，質乾硬，小便正常。舌紅，苔黃膩，脈浮數。

既往史： 糖尿病，高膽固醇血症，退化性關節炎，慢性胃炎，無中藥、西藥過敏史。

診斷： 疫毒證（新型冠狀病毒感染）。

證型： 風寒化熱挾濕。

治法： 清熱祛濕，止咳平喘。

方藥： 麻杏祛濕湯加減。

麻黃5g，苦杏仁10g，生石膏15g，黃芩15g，桑白皮15g，枇杷葉10g，陳皮10g，款冬花10g，煆瓦楞10g，旋覆花10g，蒼術10g，玄參15g，酸棗仁10g，甘草3g。

共三劑。以上為草藥用量，顆粒劑按草藥濃縮比例配發，每日服用兩次，每次一包，開水沖服。

治療經過

2022年4月17日

2022年4月15日、16日查房時症狀有所改善，第三日即17日查房時改善較為明顯，咳嗽咳痰減少，口乾，無噯氣、泛酸，皮疹退，偶有瘙癢。舌紅，苔黃膩減輕，脈浮數。見新症改善，患者興奮地說「中藥的效果真的很好，改善了很多了，能不能也幫忙調理一下『舊患』，痛了很久了」，看到她

右膝腫痛，考慮既往有退化性關節炎所致。守原方加獨活 10g 治療膝痛。

2022 年 4 月 18 日

患者咳嗽咳痰減輕，無口乾，輕微咽癢。大便一次，質軟，小便可。眠納可。舌紅苔黃，脈浮數。使用中藥並結合了張振海醫師推拿手法治療，膝關節腫痛緩解。患者說，「很感謝大家全方位的照顧，好了很多了，但仍然會時不時有全身瘙癢，晚上擦完身一陣風出來，癢就又出現了，癢到睡不着覺」。卜教授查房時耐心地對患者說：「您的皮疹退了不用太擔心，放心養病，我們會想辦法幫您止癢。」於是教授開了新的處方三劑，治以清熱袪濕，止咳平喘，加袪風止癢。

方藥： 麻黃 5g，杏仁 10g，生石膏 15g，黃芩 15g，桑白皮 15g，枇杷
葉 10g，陳皮 10g，款冬花 10g，蒼術 10g，玄參 15g，酸棗仁
10g，獨活 10g，龍骨 15g，連翹 15g，白鮮皮 10g，甘草 3g。

2022 年 4 月 19 日

患者說：「瘙癢緩解，精神佳，就是比較無聊，偶爾有些周身乏力，可能是躺在床上太久了。」卜教授見狀有了新的想法，對我們說：「在我們的病區中，像這位患者的不適症狀大減，又能活動自如，整天躺在床上不是辦法，應該要發揮我們的中醫特色，將我們中醫學院之前製作的防疫抗疫『全身穴位經絡操』引入暫託中心，既可以舒活舒活筋骨，也可以抖擻抖擻精神。」

於是，在 2022 年 4 月 19 日的下午的啟德暫託中心，在我們醫護、社工評估並篩選了可活動自如、病情穩定的長者，每位長者有兩位碩士中醫師在旁邊守護，也挑選了一個安全方便的場地。剛好筆者曾參與製作，對此中醫健身操很熟悉，便與張振海醫師一同帶領長者及休息的護士、照顧員，共同來做「全身穴位經絡操」，整個病區響起了頗有節奏感的經絡拍打的聲音，瞬間成為充滿着生機和活力與快樂的病區。

2022 年 4 月 20 日

卜兆祥教授查房，患者現無全身瘙癢，無咳嗽咳痰，無口乾，無頭痛，眠納可，舌淡紅，少苔，脈浮數。20 日、21 日，連續兩日新型冠狀病毒檢測為陰性，患者說「特別開心又很不捨，覺得這裏的醫療服務很好，醫師和護理員照顧周到，會陪我聊天，而且還有很多活動，比在家還好，想多留幾天」。說完又出現了她特別的笑聲，大家聽到後也跟着笑起來。病區又是笑聲一片。

醫論：全身穴位經絡操的效用

一、中藥治療

這個病案當中，呼吸道症狀如發熱、咳嗽、咳痰症狀服用中藥後很快就得到緩解，唯有皮疹及瘙癢纏綿不止。在我們遠程線上看診時，也發現了不少的患者在發病的不同階段出現了皮疹，WHO 也將皮疹歸為新型冠狀病毒感染的常見症狀之一。

中醫認為，皮疹的出現是常為外邪侵襲、風濕相搏所致。對於疫毒證所引起的皮疹，是因疫毒濕邪侵入機體，浸淫血脈，氣血相搏，鬱結肌腠，形成皮疹，遷延難癒。

從六淫辨證角度，可將其證型分為風熱證、濕熱證、血熱證。《素問》提出：「風邪客於肌中，則肌虛外發腠理，開毫毛，淫氣妄行，則為癢也」，臨床上應以「風」為切入點進行研究，風邪善行數變，侵襲皮膚腠理，使肌腠疏鬆，汗孔開張，皮膚瘙癢難忍。肺主身之皮毛，肺主宣發，佈散衛氣，外達皮毛。若肺失宣降，風濕熱搏結，浸淫皮毛腠理，故邪實浸淫是皮疹發病的關鍵。整體病因病機有風邪、濕邪、火熱之邪兼夾、搏結，故既有皮疹，又瘙癢難忍。這位患者的首方可清熱解毒，用藥後皮疹已退，只剩全身瘙癢為主，特別是擦完身感受外風後出現，仍有風邪影響，故用麻杏祛濕湯加白蘚皮、連翹等，全方共奏清熱祛濕，祛風止癢，瀉火解毒之效。

從衛氣營血角度分析，多為熱邪迫血妄行所致，風熱邪氣伏於肺，內入營分，灼於血絡，外顯於肌表而成，皮疹是病邪由氣分入血分的中藥指標。首方清熱解毒祛濕後，皮疹便退，又因衛分受風，營衛仍失調，血分受累難癒，邪氣與衛氣相搏於皮膚之間而發為瘙癢，衛氣不能安行於陰、營衛運行失常而影響睡眠，故有安神、養血的藥物。

當然，患者在新型冠狀病毒感染期間出現皮疹，其病因未必全部都是新冠直接引起的，這需要詳細詢問其病史。比如，因陽性患者可能會針對新冠服用的新西藥，因新藥的投入時間短，具體的副作用未詳；或者患者本身未感染前也經常反覆出現皮疹，每當大病之時，便會出疹，《黃帝內經》中有「正氣存內，邪不可干，邪之所湊，其氣必虛」，正氣不足也是出疹的誘因；或有的人因天氣乾燥，也會出現皮疹。故作為醫者，面對複雜的病證，詳細詢問病史，

觀察四周情況，由表及裏，順藤摸瓜，形成辨證論治思路，探索適宜的治療方案。

二、配合全身穴位經絡操

全身穴位經絡操是在疫情期間特地為居家防疫抗疫創作的健身操。是由中醫師、舞蹈師、音樂動畫師共同完成，很榮幸作為創作之一進行推廣此運動。不同於往日的中醫運動，它是一個傳統與創新相結合的健身運動操。既有包含了中醫的穴位經絡，也有現代舞蹈動作的元素，總共有 19 個動作，涉及到了 14 條經脈，可經常操練，每天可做一到兩次。

其要領有 20 個字：心靜神聚，動作準確，力度適中，痠脹麻感，持之以恒！刺激不同的穴位或經絡，對身體有不同的作用，可強身健體，養生保健！配上愉快的音樂，跟着歡快的節奏感，可調節情緒，有益於身心健康！

在啟德暫託中心多數為長者，為更符合長者的需求，我們對此運動做了一些改動，運動過後，看到長者及護理、照顧員一身輕鬆，更堅定了中醫既可以保留傳統的精髓，也可以利用新科技、新的模式，讓更多市民接受，走進更多百姓家中！

醫案33
胃痞醫案

患者，女，94歲。2022年5月3日首診。

病史摘要

主要症狀： 患者曾服用西藥 Molnupiravir 抗新型冠狀病毒治療。二次新型冠狀病毒快速測試（RAT）已轉陰性。患者已無發熱，無咳嗽。只是感覺上腹胃脘區脹滿，進食後明顯；伴噯氣，無胃痛無泛酸；食慾尚好，大便兩天未排出，少許腰痠；夜尿三次，睡眠欠佳。

治法： 健脾理氣、祛濕消痞。

方藥： 半夏瀉心湯加減。

太子參 10g，法半夏 9g，黃芩 8g，蘇梗 15g，佛手 12g，木香 9g，枳實 10g，神曲 6g，炙甘草 6g，益智仁 5g，山藥 12g。

治療經過

2022年5月4日

第二天查房，患者胃脘脹滿改善，噯氣減，大便一次，仍夜尿三次，睡眠欠佳。

2022年5月5日

患者胃脘脹滿明顯減少，噯氣少，但雙手背、頭面皮膚見散在三至五粒紅色小疹點，無疼痛無瘙癢，自述較昨晚已有消退之象。查房醫生予中藥方加地膚子 10g 祛風止癢。

2022年5月6日

患者已無胃脘脹滿，無噯氣，皮疹消退，胃納可。大便一次，質稍硬。寐可，仍夜尿三次。擬次日出院。於前方益智仁減量至 3.5g，共五劑中藥帶出院。

《脾胃論》名句：

（1）原文「真氣，又名元氣，乃先身生之精氣也。非胃氣不能滋之。」李東垣意指元氣是決定健康的關鍵。而脾胃是決定元氣虛實的關鍵。

（2）原文「脾胃之氣既傷，而元氣亦不能充，而諸病之所由生也。」李東垣意指諸病的形成是體內氣不足的結果，氣不足又是脾胃之氣損傷的結果。

（3）原文「人身形以應九野，左足主立春，丑位是也；左手主立夏，辰位是也；右手主立秋，未位是也；右足主冬，戌位是也。戌濕，其本氣平，其兼氣溫、涼、寒、熱，在人以胃應之；己土，其本味鹹，其兼味辛、甘、酸、苦，在人以脾應之。脾胃兼化，其病治之，各從其宜，不可定體。」李東垣意指中焦脾胃是人體氣機的樞紐，如同自然界一樣不斷進行着升降浮沉運動，脾升胃降，運化水穀，灌溉四旁。

脾胃後天之本。

醫論：胃痞

（1）上腹胃脘脹滿屬於中醫「痞滿」「胃痞」範疇。痞滿一般是由表邪內陷、飲食失調、情志失疏、痰濕阻滯、脾胃虛弱導致脾胃健運及升降功能失調而致。多見於西醫功能性消化不良及慢性胃炎。

（2）胃痞的診斷要點是胃脘區脹滿不舒，按之柔軟，壓之不痛，無脹大之形。發病一般與外感、飲食、情志等因素相關。其辨證要點一辨寒熱二辨虛實。寒則口淡喜熱、苔白脈沉，熱則口苦口乾、苔黃脈數；虛則喜按食少、便溏舌淡脈弱，實則脹滿拒按，新病便秘多見。

（3）本病例患者既往無明顯消化道疾病史，本次感染 2019 冠狀病毒病後出現胃脘脹滿、噯氣等西醫消化不良症狀，中醫診斷「胃痞」。

患者為 94 歲老年人，脾氣已虛。內經云「年過四十，氣陰自半」。本患者胃脘脹滿以進食後明顯，噯氣，舌質淡邊有齒痕苔微黃，從以上胃痞的辨證要點可知，屬於新病新冠後胃痞寒熱虛實夾雜。

（4）胃痞的基本病機是脾胃升降功能失調，胃氣上逆。脾胃居中焦，為陰陽升降之樞紐，中氣虛弱，寒熱錯雜，故為痞證。脾氣主升，胃氣主降，升降失常，故見脹滿，噯氣等。

其治療原則是調理脾胃氣機，理氣消痞。實則瀉熱、理氣、消食、化痰（濕），虛則益氣健脾。本病例為新病後虛實寒熱夾雜，正是傷寒名方「半夏瀉心湯」的適應證。傷寒論原文「……但滿而不痛者，此為痞，柴胡不中與之，宜半夏瀉心湯。」

半夏瀉心湯是辛開苦降、寒熱並用的代表方。具有調和肝脾，寒熱平調，消痞散結之功效。主治脾虛寒熱錯雜之痞證。心下痞，但滿而不痛，或嘔吐，腸鳴下利，舌苔膩而微黃者。方中半夏散結消痞、降逆和中，為君藥；乾薑溫中散邪，黃芩、黃連苦寒，瀉熱消痞，故為臣藥；人參、大棗甘溫益氣，補脾氣，為佐藥；甘草調和諸藥，為使藥。

本例患者中醫辨證「脾虛氣滯夾濕」，為虛實寒熱錯雜，投予半夏瀉心湯加減治療。考慮患者年紀大有脾胃氣陰虛之象，加之患 2019 冠狀病毒病後熱傷津液，故予太子參、山藥益脾胃氣陰，黃芩苦寒瀉熱祛濕，法半夏辛溫散結消痞、降逆和胃，蘇梗、枳實行氣通便，佛手、木香助理氣消脹，而益智仁合山藥有縮泉散之意以助減少夜尿。切中病機，故能起效。

醫案 34
咽痛醫案

患者，女，94歲。2022年4月29日首診。

病史摘要

主要症狀： 精神可，咽痛，間中咳嗽，無痰，納可，素來大便不暢，眠可，時
口乾，聲沙，舌淡苔黃，脈滑。

方藥： 協定方銀翹散加減。

金銀花10g，連翹10g，桔梗12g，蘆根15g，荊芥穗5g，前
胡10g，黃芩10g，牛蒡子10g，薄荷6g，茵陳12g，車前草
10g，甘草5g。共三劑。

治療經過

2022年4月30日

患者咽痛明顯，輕咳無痰，無咽癢，無氣促。納可，大便兩日未解。舌
紅，苔薄黃，脈弦。

2022年5月1日

患者咽痛較前稍減輕，少許咳嗽，無痰，咽乾，大便三天未行。脈滑數，
舌淡暗苔少色黃。患者大便不暢，入院三天未見大便。鑒於肺與大腸相表裏，
新冠侵襲肺臟，大便通暢有助病情，着臨時加板藍根9g、大黃3g，與原方下
午的中藥同服一次。

2022年5月2日

服用加板藍根、大黃的中藥一次後，患者咽痛明顯減輕。大便一次，夜間
少許咽癢咳嗽，無痰，時有口乾，納一般，眠可。着在銀翹散加減方中加上板
藍根9g、大黃5g。

2022年5月3日

已無咽痛，咳嗽減，無痰。大便順暢，日一至兩次，納眠可。脈滑，舌淡
紅苔少微黃。血壓145/67mmHg。

2022 年 5 月 4 日

少許咳嗽，口乾。大便順暢，納一般。晨起頭暈。脈滑弦，舌淡紅苔少微黃。血壓 151/75mmHg，血壓較前少許升高。

2022 年 5 月 5 日

少許咳嗽，口乾，近兩天較少走動，頭暈減輕。大便一次，量正常質軟，納一般，無腹脹，無噯氣。寐一般，半夜醒後難入睡。脈寸少滑，關尺弱，舌淡紅苔少。晨起血壓最高 161/78mmHg，辨證為肝鬱脾虛，治法為疏肝健脾止咳，處方六君子湯加減如下：太子參 10g，茯苓 10g，白术 10g，甘草 6g，神曲 8g，陳皮 10g，法半夏 10g，佛手 12g，天麻 10g，鉤藤 10g，桑寄生 15g，麥冬 10g，魚腥草 12g。

2022 年 5 月 6 日

患者夜間少許咳嗽，痰難咯，少許口乾，無咽痛，晨起少許頭暈。納可，大便一次，質偏爛。舌淡少苔微黃裂紋，脈弦滑。血壓 145/65mmHg。

2022 年 5 月 7 日

患者口乾，輕咳少痰，無咽痛，時頭暈。納可，大便一次，質軟，眠可。舌淡齒痕苔微黃濁，脈弦滑寸浮滑。血壓稍高（141/69mmHg），並見頭暈。治法改以健脾益氣，理氣定眩。稍有更改天麻與鉤藤藥量。方藥如下：太子參 12g，茯苓 10g，白术 10g，甘草 6g，神曲 8g，陳皮 6g，法半夏 8g，佛手 12g，天麻 6g，鉤藤 12g，黃芩 8g，川芎 6g，薄荷 5g。

2022 年 5 月 8 日

患者已無咳無痰，無咽痛，昨日頭暈服止暈藥後，今早已改善。口乾，納可，昨日無大便，眠可。舌淡苔薄白，脈弦滑寸浮滑。右膝關節腫痛，晨起明顯。患者早上 RAT 已轉陰性。右膝腫痛予中藥外敷一劑。辨證為氣滯血瘀濕阻，治法為活血化瘀，祛濕通絡，處方中藥外用方如下：當歸 9g，川芎 9g，桂枝 9g，田七 9g，防風 12g，黃芩 10g，炒蒼术 12g，丹參 15g，大黃 10g，川牛膝 15g，伸筋草 15g。

2022 年 5 月 9 日

患者早上 RAT 陽性。晨起無頭暈，無咳嗽無痰，少許口乾，右膝關節仍有腫痛。納一般，大便欠暢，眠可。舌淡紅，裂紋，苔薄黃。脈滑微數。血壓 133/64mmHg。

2022 年 5 月 10 日

患者見少許口乾，右膝關節仍有腫痛。納一般，大便兩次，量少質軟，欠暢，眠可。舌淡暗苔薄黃裂紋。脈沉細寸浮。血壓 141/66mmHg，繼續觀察血壓。原方加減如下：太子參 12g，茯苓 10g，甘草 6g，神曲 8g，陳皮 6g，法半夏 8g，佛手 12g，天麻 6g，鈎藤 12g，黃芩 8g，川芎 6g，薄荷 5g，川牛膝 9g。

2022 年 5 月 11 日

RAT 檢測陰性，是病房較長的轉陰個案。晨起少許頭暈，少許口乾，右膝關節仍有腫痛。納一般，大便未行，眠可。舌淡，苔薄黃。脈滑數。血壓 121/63mmHg。患者情況穩定，處方三劑準備帶藥出院。證型為氣陰兩虛，陰虛陽亢，治法為益氣養陰定眩，原方加減如下：黨參 10g，茯苓 10g，甘草 6g，神曲 6g，陳皮 5g，法半夏 6g，佛手 12g，天麻 6g，鈎藤 12g，黃芩 8g，川芎 6g，薄荷 5g，生地黃 10g。

醫論：咽痛論

患者咽痛明顯，結合口乾聲沙，舌質偏紅苔黃，脈滑的症狀，屬於熱象，與銀翹散加減屬於適切合理用藥，但針對她咽痛的問題許是力度不夠，在加上板藍根及大黃後，情況就有了明顯改善。板藍根有清熱解毒，涼血利咽的功效，針對熱證如外感風熱和溫病的咽喉腫痛效果顯著；而大黃除了瀉下攻積，還能清熱瀉火涼血利咽，消除咽喉腫痛的作用，所以兩藥相加，咽痛及便秘立刻改善。

其後患者新冠症狀已不明顯，只餘康復期少許咳嗽，但見血壓上升，伴見晨起頭暈，擬因患者年齡大，且心情不暢，肝鬱脾虛，予更改處方為六君子加減，方用太子參既能補脾肺之氣，又能生津潤燥。其作用平和，藥力較弱，為補氣藥中「輕補」之品，適宜用於患者熱病後期體質虛弱、氣陰兩傷而不受峻補或溫補的情況。另外，神曲、佛手能和胃，改善納食情況；天麻、鈎藤、桑寄生有天麻鈎藤飲的用意，補益肝腎，平肝潛陽，改善血壓及頭暈問題；麥冬養陰生津，又助眠；魚腥草清熱排痰。

5 月 8 日，患者新冠快速檢測陰性，但出現膝蓋關節腫痛，我們採用中藥

外敷的方法，予以活血通絡的中藥，調製外敷藥置於膝蓋，疏通經絡，減輕疼痛。

　　5月9日，再次新冠快速檢測見陽性，T區現很淺色紅線，但症狀沒有出現反覆或加重，繼續觀察。因婆婆服藥後血壓穩定下降，見膝蓋仍有腫痛，中藥在原方加上川牛膝通利關節。入院第13天，婆婆再次檢測陰性，已無新冠症狀，血壓穩定，原方加生地黃養陰生津，帶藥出院。

醫案 35
老年頸痹醫案

患者，男，76歲。2022年4月12日首診。

病史摘要

疫苗接種三次。新冠檢測陽性日期：2022年4月10日。

生命體徵： 體溫：36.2℃，收縮壓：135 mmHg，舒張壓：67 mmHg，脈搏：51 / 分，呼吸頻次：16次 / 分，血氧飽和度：96 %。

主要症狀： 輕微鼻塞流涕，怕冷，輕微咳嗽，咳痰色黃，輕微喉痛，聲沙，口乾口苦。頸部活動不利疼痛發緊兩天（白天晚上均有，天氣潮濕症狀加重，否認勞累後加重，否認雙側上肢麻痹），患者肺部手術後出現右側前胸牽扯後遺痛。胃納差，難入睡，多夢易醒。二便可。舌淡紅苔薄白，脈弦數。

既往史： 喉癌伴全喉切除術（氣管食管造瘻術），高血壓，糖尿病，甲狀腺功能減退症，肺膿腫（2018年），高脂血症，病態竇房結綜合症（待查），腎功能異常（GFR：56 ml/min/1.73m2）。

正在服用藥物： 1. Prazosin HCL 2. Losartan Potassium 3. Hydralazine HCL 4. Atorvastatin 5. Thyroxine Sodium 6. Pyridoxine（Vitamin B6）7. Hypromellose Eye Drops 8. Paxlovid（10/04/2022-14/04/2022）。

診斷： 疫病，頸痹。

辨證： 風寒化熱襲肺，風濕，血瘀，擾神。

治法： 解表清熱利咽，祛風濕，活血化瘀，安神。

方藥： 銀翹散合祛濕化痰痛湯加減。

連翹15g，桔梗15g，蟬蛻6g，黃芩10g，夏枯草10g，荊芥穗10g，羌活10g，薑黃10g，赤芍15g，太子參15g，葛根15g，首烏藤15g，浙貝母15g，紅花6g。共兩劑。

醫囑： 每日一劑，分兩次服用。

治療經過

2022 年 4 月 13 日

生命體徵： 體溫：36.7 ℃，收縮壓：121 mmHg，舒張壓：67 mmHg，脈搏：69 次 / 分，呼吸頻次：16 次 / 分，血氧飽和度 96 %。

主要症狀： 患者咳嗽咳痰，痰多質黏，咖啡色，難咳出，無喉痛，聲沙，無流鼻涕，口乾口苦。頸部活動不利疼痛發緊，肺部手術後出現右側前胸牽扯後遺痛。納一般，寐差，二便調。舌淡紅，苔黃膩，脈弦數。注意保護氣管瘡口處清潔，避免感染。

辨證： 風寒化熱襲肺，風濕，血瘀，擾神。

診斷： 疫病，頸痺。

治法： 清熱利咽，祛風濕，活血化瘀，安神。

延用原方。

2022 年 4 月 14 日至 16 日

生命體徵： 體溫：36.8℃，收縮壓：138 mmHg，舒張壓：63 mmHg，脈搏：48 次 / 分，呼吸頻次：20 次 / 分，血氧飽和度 97 %，

主要症狀： 咳嗽咳痰減輕，痰色黃減輕，口乾口苦減輕。頸部活動不利減輕，右側前胸牽扯疼痛減輕，睡眠較前改善。舌淡紅苔黃膩減輕，脈弦。（跟卞兆祥教授建議處方）

辨證： 風寒化熱襲肺，血瘀。

診斷： 疫病，頸痺。

治法： 清熱利咽，活血化瘀，健脾和胃。

方藥： 銀翹散合保和丸加減。

連翹 15g，桔梗 15g，蟬蛻 6g，黃芩 10g，太子參 30g，浙貝母 10g，炙枇杷葉 15g，桑白皮 10g，薑黃 10g，茯苓 10g，神曲 15g。共四劑。

醫囑： 每日一劑，分兩次服用。

2022 年 4 月 17 日至 18 日

生命體徵： 體溫：36.9℃，收縮壓：142 mmHg，舒張壓：66 mmHg，

脈搏：43 次 / 分，呼吸頻次：18 次 / 分，血氧飽和度 98 ％。

主要症狀： 咳少痰多，痰色黃，口乾減輕。頸部活動不利減輕，右側前胸牽扯疼痛減輕，今雙腳外踝處及手橈骨頭處有腫痛。舌淡苔厚膩，有瘀斑。今日 RAT 檢測陰性。注意保護氣管瘻口，避免感染。補充：明天出院，予出院帶藥五劑。

辨證： 風寒化熱襲肺，痰瘀互結。

診斷： 疫病，頸痹。

治法： 清熱利咽化痰，活血化瘀，健脾和胃。

方藥： 銀翹散合半夏瀉心湯加減。

連翹 15g，桔梗 15g，蟬蛻 6g，黃芩 10g，薑黃 15g，浙貝母 15g，桑白皮 10g，茯苓 10g，神曲 15g，枇杷葉 5g，黨參 15g，半夏 10g。共五劑。

醫囑： 每日一劑，分兩次服用。

RAT 檢測陰性，符合出院條件，予以出院。

醫論：論老年頸痹

痹病是臨床中常見病和多發病，在老年人中尤為突出。西醫學屬於「風濕性骨關節炎」，2018 年《中華骨科雜誌》出版的中國《骨關節炎診療指南》顯示我國的骨關節炎的發病率呈逐漸上升的趨勢。因為患者病變位置在頸部，且根據婁玉鈐《中醫風濕病學》按體表部位分類痹病，將本類疾病歸納於「頸痹」，加上患者較年長，故診斷為「老年頸痹」。

一、臨床特點

老年頸痹患者的臨床特點呈現敏感性、反覆性和嚴重性。一、天氣變化相關的敏感性，表現為對天氣變化的異常敏感性，天氣潮濕容易引起肌肉僵硬及關節疼痛伴有沉重感，天氣寒冷容易引起關節疼痛劇烈且四肢冰冷；二、反覆性，表現為病史長且病情易反覆，多數老年人有慢性勞損病史，關節疼痛反覆多年，病情易出現反覆變化，時好時壞；三、嚴重性，表現為出現重度疼痛，且易出現併發症，影響心腦血管，徹夜不眠，進而影響身心健康。

二、病機

中醫學認為老年頸痺的病機為：氣滯血瘀，氣血虧虛，風濕阻絡，痰瘀互結。辨證時必須謹守「氣、瘀、濕、痰」這四大要素。若患者疼痛劇烈，說明「氣滯血瘀」；若患者頸痛伴有局部疲倦，說明「氣虛」；若患者局部肌肉緊張僵硬，沉重感，說明「風濕阻絡」；若患者久病不癒，說明「久病必瘀，入絡生痰」。

三、臨床辨證及用藥分析

第一診

（1）輕微鼻塞流涕，怕冷，輕微咳嗽，咳痰色黃，輕微喉痛，聲沙，口乾口苦，脈弦數，辨證為風寒化熱襲肺，自擬方中荊芥穗祛風寒，連翹、黃芩清熱燥濕解毒，桔梗、蟬蛻開聲利咽，夏枯草清肝火。

（2）頸部活動不利疼痛發緊兩天（症狀白天晚上均有，天氣潮濕症狀加重，否認勞累後加重，否認雙側上肢麻痺），頸痛明顯辨證氣滯血瘀；頸部發緊及症狀白天晚上均有，天氣潮濕症狀加重辨證為風濕阻絡。方中薑黃通絡止痛，赤芍入血分，清熱涼血，解薑黃之燥；羌活祛風濕，作用偏上，入頸項肩臂部；葛根解肌清熱，浙貝母既化有形之痰又解入絡之痰飲。

（3）患者肺部手術後出現右側前胸牽扯後遺痛，胃納差，難入睡，多夢易醒，舌淡紅苔薄白，右側前胸牽扯後遺痛辨證瘀血阻絡，胃納差，苔薄白，辨證脾氣虛，多夢易醒辨證熱病傷陰擾神，方中紅花活血化瘀，太子參補益脾氣，首烏藤清熱祛濕安神。

第三診

患者咳嗽咳痰減輕，痰色黃減輕，口乾口苦減輕，頸部活動不利減輕，右側前胸牽扯疼痛減輕，睡眠較前改善。胃納差持續，舌淡紅苔黃膩減輕，脈弦。根據卞教授指示去羌活、葛根、首烏藤、紅花，加炙枇杷葉，桑白皮，茯苓，神曲，加強清肺熱，健脾和胃。

第六診

　　咳少痰多，痰色黃，口乾減輕，頸部活動不利減輕，舌淡苔厚膩，有瘀斑。卜教授去人于參，減枇杷葉，加黨參、半夏，加強補益脾氣，清熱化痰。

　　此外，由於患者本身有腎功能低下病史，用藥時盡量避開影響肝腎功能的中藥；其次患者年齡較大，氣血虧虛，用藥時藥量宜輕，或從輕劑量逐步加重；再次，用藥宜全面，兼顧表裏寒熱虛實和氣血津液。

醫案36
膝痹內外用藥病案

患者，女，66歲。2022年4月26日首診。

病史摘要

科興疫苗接種兩次；新冠檢測陽性日期：2022年4月25日，新冠檢測陰性日期：2022年5月2日；入院日期：2022年4月26日，出院日期：2022年5月2日，帶藥三天。

既往史： 患者年少時得過腦膜炎，一次跌倒後右肩受傷，肩袖出現退行性改變。她本身有高血壓病史，加上三年前中風，左半身長期偏癱，同時有嚴重的膝關節炎，膝關節變形、內側及外側半月板退化。

治療經過

2022年4月26日

晚上，患者臥床休息，神色憔悴，情緒低落，未見有上呼吸道症狀，跟患者打招呼，患者能簡單正常對答，患者表示現在左側身體偏癱無力的感覺較確診肺炎前加重，胃納可，眠可。小便黃，舌淡紅，苔薄白，脈浮數。患者跟我們說，她平素易便溏，可以一天四至五行大便。同時雙膝疼痛，有沉重感，白天夜間均疼痛，估計是最近天氣潮濕的原故。翻開褲管，見患者雙膝關節整個腫脹變形，局部僵硬，關節屈伸較難，斷不是這兩、三年的事情。初步問了患者意願，她抗拒服藥，那只好先觀察。

2022年4月27日

上午患者仍情緒低落，大致情況同昨天相近，大便昨夜一行，質調，小便黃。舌淡紅，苔薄白，脈浮數。我們嘗試再勸說患者服藥，可惜她仍不願意，唯有待她精神好些的時候，再勸勸她。

2022年4月28日

上午，患者精神稍好轉，情緒仍然低落，左側偏癱無力，仍雙側膝部疼痛，納眠可，大便兩天未行。舌淡紅，苔薄白，脈浮數。

同日下午，患者跟我們訴說，來了三天，雙膝愈來愈痛。診其舌脈，舌淡紅，苔微黃濁，脈滑數，有化熱之像。翻開褲管，觀其外貌，雙膝關節色紅、腫脹變形，尤其是左膝，畸形嚴重。觸其膚溫，全膝發熱，內側溫度更高。測其張力，局部肌肉張力高，僵硬，屈伸不能，輕壓痛甚。

經過我們的努力不懈，患者終於同意服用中藥。我們除了給予內服中藥，還處方外敷中藥給患者，期望先解其膝痛之苦。考慮患者中風多年，長期臥床的病史，方藥取以補陽還五湯為基礎，補氣升陽、活血通絡，防補氣太過會升血壓，取五爪龍代以黃芪，加入黃柏、薏苡仁清熱祛濕，伸筋草、川牛膝，除濕消腫、活血通絡，引藥走下肢。處方一劑，沖服。時間已晚，明日開始服藥。

方藥： 補陽還五湯加減

> 五爪龍 15g，當歸 5g，川芎 6g，桃仁 10g，紅花 5g，赤芍 10g，地龍 9g，伸筋草 20g，黃柏 9g，薏苡仁 15g，川牛膝 9g，杏仁 10g。

外敷中藥則取清熱疏風、活血通絡止痛為法。由於場地所限，我們比較難訂製中草藥外敷，靈機一動，我們改用顆粒沖劑組方，用熱水調勻，再加入適量凝固粉，把中藥調成膏狀，為她敷藥，兩膝敷藥兩小時。兩小時後過來拆藥，很明顯患者的雙膝腫脹已經消下去一大部分，按壓痛感也減輕了許多，患者情緒也明顯舒暢了些。

方藥： 自擬外用方

> 大黃 10g，金銀花 12g，當歸 9g，川芎 9g，桂枝 9g，田七 9g，防風 12g，黃芩 15g，炒蒼朮 12g，丹參 15g。

2022 年 4 月 29 日

上午，患者情況穩定，開始服用中藥。教授指引，再處方一劑內服中藥，蒲公英 10g、車前草 15g、獨活 10g、黃柏 10g、柏子仁 5g，一劑，沖服。明日開始服藥。

2022 年 4 月 30 日

上午，只內服及外用一劑中藥，患者精神已見改善，雙膝疼痛腫脹減輕，右側髖部、雙側胸下皮疹紅癢，昨天使用通便栓劑後大便五行，量少軟爛。舌暗紅，苔中後微膩，脈弦滑。按教授指示，明日先停藥一天觀察。

2022 年 5 月 1 日

上午，患者精神可，昨再內服一劑中藥，雙膝疼痛腫脹消，皮膚瘙癢減輕，納眠可。大便兩天未行，小便調。舌暗紅，苔中後微膩，脈滑。患者症狀好轉，今天 RAT 陰性。明天 RAT 再次陰性則安排出院。

2022 年 5 月 2 日

上午，患者精神可，無雙膝疼痛腫脹，皮膚瘙癢持續減輕，納眠可。大便三天未行，小便調。舌暗紅，苔中後微膩，脈滑。今天再次 RAT 陰性，安排出院，帶藥三天。

方藥： 沙參麥冬湯加減

北沙參 15g，麥冬 10g，知母 10g，生地黃 10g，白芍 10g，五味子 5g，牛膝 10g，浙貝母 10g，天花粉 10g，火麻仁 15g，黃芩 10g，杏仁 10g，甘草 10g。

醫論：論外用中藥新劑型

一、年長新型冠狀病毒感染患者，要重視骨性關節炎問題

骨性關節炎（osteoarthritis，OA）本身已經是老年群體中最常見的關節疾病。在 65 歲或以上的人群中，大概有三分之一的人罹患本病，且女性發病率明顯高於男性，OA 可以出現在手指末端關節、拇指基底部、腰背部、膝部及臀部等。加上年長新型冠狀病毒感染患者，有部分需要長時間臥床，肌肉攣縮，氣血運行不暢，氣鬱發熱，不通則痛，容易加重骨性關節炎問題，可以多為他們進行被動關節運動，以改善氣血運行。

另外，骨性關節炎的早期並沒有明顯的症狀，如果能在病程早期診斷並進行治療，對於防止病情惡化至像患者這樣的病患，會有重大意義。例如在某個年紀以上人群的日常體格檢查中，加入影像學檢查作常規項目。同時，配合正確運動及日常姿勢的宣傳和教育，可以減少錯誤習慣，有效避免關節的損傷，讓人群更懂得自我保護和預防疾病。

二、外用中藥新劑型

自古以來，外用中藥有多種不同劑型，常用的包括湯劑、洗劑、散劑、軟膏等，各有其針對的適應證。

外用中藥的發展，可追溯至現存最早中醫經典著作《黃帝內經》，當中早已記載膏劑的製作和應用。直至宋代《太平惠民和劑局方》中，更補充了其他劑型的內容，例如有丸、散、膏、丹等中成藥的製作，可見中草藥的外用理論早已成熟。

但在現今社會裏，生活節奏急促，愈來愈多現代化中醫診所誕生，它們多沒有提供中藥飲片，取而代之的是便捷服用的中藥顆粒沖劑。

今次患者就是由於條件限制，只能以顆粒沖劑組方，用熱水調勻，加入適量凝固粉，外敷患處，但效果同樣明顯，可以作為日後用顆粒沖劑調制外敷中藥的參考。

醫案 37
辨病辨證結合病案

患者，男，84歲。2022年4月28日首診。

病史摘要

主要症狀： 有乾咳，並無咽痛癢、胸悶氣促之狀，諸證皆可，納眠可，小便調，便兩天未下。脈右寸浮，滑數略澀，似有痰熱內蘊之像，但未成氣候。舌稍紅，有齒印，苔黃有裂紋，更證此想。

既往史： 患者本身有高血壓、高膽固醇，加上腦中風後左側偏癱，還有痛風、慢性腎病等病史。

證型： 風熱夾濕毒犯肺。

治法： 辛涼透表、清熱解毒。

方藥： 銀翹散加減。

金銀花 10g，連翹 15g，桔梗 15g，蘆根 20g，荊芥穗 5g，前胡 10g，牛蒡子 10g，甘草 5g，薄荷 6g，黃芩 10g，杏仁 10g。

治療經過

2022年4月29日

下午，患者開始出現咳嗽痰多、痰黃稠等症狀，昨大便一行，質軟。舌稍紅，有齒印，苔黃有裂紋，脈滑。方證對應，守方續觀。

2022年4月30日

上午，患者咳嗽聲減，痰白質稠，咽乾痛，聲沙，大便可。舌稍紅，有齒印，苔黃膩有裂紋，脈滑。續觀，原方調整，仍銀翹散加減，痰熱稍祛，但出現咽喉症狀，加入僵蠶、薑黃、蟬蛻，疏風散熱，利咽止癢。

方藥： 銀翹散加減。

連翹 15g，桔梗 15g，前胡 10g，黃芩 10g，甘草 5g，薄荷 6g，杏仁 10g，僵蠶 6g，薑黃 6g，蟬蛻 6g，浙貝母 10g，枇杷葉 10g。

2022 年 5 月 1 日

下午，患者仍有咳嗽，痰少色黃，聲沙，咽痛減輕，昨大便一行，質可。舌淡紅，有齒印，苔黃裂紋，脈弦滑。痰濕減，咽喉症狀減，但熱邪反覆，方證對應，守方續觀。

2022 年 5 月 2 日

下午，患者仍有咳嗽，痰少色黃稠，胸悶氣促，聲沙，可能係久咳氣逆，煉液成痰而致，咽痛消，納可，昨大便兩行，質稀爛，小便可。舌紅，齒印，苔黃裂紋，脈滑數。方證對應，守方續觀。

2022 年 5 月 3 日

上午，患者咳嗽減，氣短，痰少色黃，昨大便兩行，質可。脈微弦滑，舌紅，苔黃裂紋。原方基礎上加入太子參補氣生津，防久咳損傷氣陰；枇杷葉加量，加強清肺化痰止咳之效。

方藥：銀翹散加減。

連翹 15g，桔梗 15g，前胡 10g，黃芩 10g，甘草 5g，薄荷 6g，杏仁 10g，僵蠶 6g，薑黃 6g，蟬蛻 6g，浙貝 10g，太子參 12g，枇杷葉 12g。

2022 年 5 月 4 日

上午，患者咳嗽減輕，痰少色黃，易咯，氣短消，納眠可，昨大便未解。舌紅，苔黃厚，有裂紋，脈弦滑。患者咳嗽咳痰改善，繼續前方治療。

2022 年 5 月 5 日

上午，患者精神可，咳嗽持續減輕，痰少色黃，易咯出，無氣促，納眠可，昨大便一行。舌紅，舌苔薄黃，脈滑。患者咳嗽咳痰繼續改善，守方不改。今日 RAT 陰性。

2022 年 5 月 6 日

上午，患者精神可，咳嗽大減，痰黃消，痰白易咯，無氣促，納眠可，昨大便一行。舌淡紅，舌苔微黃黑染，稍有裂紋，脈滑。今日再次 RAT 陰性，患者明日出院，原方加減治療，帶藥出院。

方藥：銀翹散加減。

連翹 10g，桔梗 15g，前胡 10g，黃芩 10g，甘草 5g，杏仁 10g，僵蠶 6g，薑黃 6g，蟬蛻 6g，浙貝母 10g，枇杷葉 12g，太子參 12g，法半夏 6g。

醫論：論辨病與辨證

一、中醫不單辨病，更要辨證

文首便題及，中醫和西醫是兩種截然不同的醫學體系，中醫重辨證與西醫重辨病。就以中成藥連花清瘟膠囊為例，還記得 2022 年 2、3 月的時候，第五波疫情來勢洶洶，香港確診人數由每日數十宗急升至最多五萬多宗，坊間流傳，把中成藥連花清瘟膠囊封為「抗疫神藥」，隨即全城掀起搶購潮。當時我們在抗疫中心熱線，每日網診數百上千個確診者，很多病人都告訴我們服用連花清瘟膠囊後出現眩暈、胸悶或嘔吐、腹瀉等症。

對於這個情況，我們不感奇怪，因為中醫藥本身就比較難做到專病專藥，一種藥專對一種病。就算同樣為新型冠狀病毒感染，按照病邪的不同、發病表現的不同，甚或病人的個體差異，好像是年齡、性別、體質的不同，我們處方的中藥也可能會完全不同，連花清瘟膠囊也不一定適合服用，所以不可以把西藥用藥思路硬套在中醫中藥上。

對於體質偏寒，症狀不熱的病人，連花清瘟膠囊並不適合，它內裏的主要成份多為寒涼藥如金銀花、連翹、石膏、板藍根、魚腥草等等，取其寒涼之性以清瘟解毒、宣肺泄熱。即使是新型冠狀病毒感染患者，但不屬風熱證或體質虛弱 / 偏寒人士，服後輕則症狀加重，重則並見眩暈、腹瀉、嘔吐等副作用。

患者今次肺炎屬風熱夾濕毒犯肺證，所以我們以辛涼透表、疏風散熱的銀翹散貫穿整個治療。患者同樣可以服用連花清瘟膠囊，但始終老人家脾胃氣弱，不能過服寒涼，所以也要點到即止，不能久服。這就是中醫診治的大體思路，除了辨病，更要辨證。

二、真正的中西醫結合

真正要做到中西醫結合，首先不論是中醫、西醫，或者其他專業醫療團隊，都要對其他範疇的醫學知識、醫療行為有一個基礎的認識，就以通血管，預防血栓作用為例，中藥有活血化瘀之品，如丹參、三七；西藥有阿士匹靈、華法林等抗凝血藥。如果同時服用功效相似的中、西藥物，藥量及藥效豈不是難以控制？

同時，護士作為中、西醫之間的一道橋樑，他們的角色更為重要。若果他們能做到既懂西醫生理病理，又懂中醫望聞問切，對於打破中、西醫之間的隔閡，必定大有裨益。

再者，日常醫院運作的配合亦非常重要，例如：積極籌備當中的電子健康紀錄互通系統，可以讓中西醫病歷互聯互通；整合中、西醫每日排版，可以讓查房的同事更清楚病人每一日的治療進程與效果；中、西醫藥物的相互作用研究，可以讓日後醫生處方藥物給病人多添一份信心。

凡此種種，每一個大大小小的變革，對於中西醫真正結合也是必不可少。

醫案 38
腹部推拿通大便病案

患者，女，91歲。2022年4月首診。

病史摘要

　　患者3月23日確診2019冠狀病毒病，被送到啟德暫託中心時，已經是確診後第七天，並已經完成服用一個療程的新冠特效藥。由於患者確診前只接種過一劑疫苗，按照法例，長者需要在暫託中心隔離滿十四天（按確診日起計）才能回到社區，因此最少還要在這邊逗留一週。

主要症狀： 患者剛被送進來時跟很多老人院患者一樣，精神和胃口都比較差，同時大便難下。肺系症狀倒不是很嚴重，有輕微的咳嗽、白痰，伴有少許胸悶。

既往史： 缺血性心臟病、心臟衰竭、高血壓、糖尿病神經病變、甲狀腺切除術後甲狀腺功能低下、胃炎病史和左乳癌。

治法： 肺氣不宣，濕濁內阻。

方藥： 協定方運脾止嗽湯加減。
　　　　共五劑。

治療經過

　　第二天查房時，患者的咳嗽及白痰已有減少，但大便仍然不通，伴有少許腹痛。上級醫師張振海醫師檢查後發現患者的腹部較滿漲，然後馬上為患者進行了腹部推拿。當天患者就排出了大便。隨後第三、四、五天查房時患者仍有少許腹痛，但大便已通，每日大便一至兩次。

　　服用五劑運脾止嗽湯後，患者的咳嗽與白痰逐漸減少，大便每日兩次，不成形。我們考慮仍有脾虛濕困，治療仍以宣肺止咳、健脾祛濕為主，效不更方，運脾止嗽湯原方續進三劑。4月7號查房時，患者的快速抗原測試已轉陰，咳嗽及白痰基本消失，胃納可，二便調。同時，患者的精神也明顯好轉，

不僅會下床坐在床邊的凳子上休息，還會主動跟隔壁床的病人聊天。4月10日，患者情況穩定，帶原方運脾止嗽湯五劑出院。

醫論：論腹部推拿

一、辨證論治：運脾止嗽湯

運脾止嗽湯是從止嗽散及二陳湯加減而成。方中桔梗、紫苑、百部、白前及浙貝母可以宣肺止咳，半夏、陳皮、茯苓、太子參和炙甘草能健脾祛濕，枳殼有理氣止咳之功，神曲能消食開胃，全方合用能宣肺止咳、健脾祛濕。運脾止嗽湯中的藥味較平和，不會過於寒涼或溫燥，特別適合老人及發病後期的患者。

本案患者從入院開藥到出院帶藥都只使用了運脾止嗽湯。雖然方中沒有一味現代藥理研究顯示的所謂「抗病毒」藥，但從本案的應用中，我們可以看到運脾止嗽湯對改善患者症狀，尤其是老年患者服用新冠特效藥後常見的精神不振及胃納差，以及對抗病毒，讓患者「從陽轉陰」這兩方面是絲毫不差。本案也突顯了中醫辨證論治的治療特色，即使是面對疫症也不一定要使用苦寒清熱的「抗病毒」藥。有時候對老年患者來說，扶正祛邪可能更為關鍵。

二、內外合治：腹部推拿

針對大便不通的問題，本案患者在接受腹部推拿配合中藥後，大便即通。醫師在本案使用了在臨床中常被忽視的中醫外治療法：推拿。實際上，在啟德暫託中心工作的一個月裏，我們遇到了不少老年便秘的患者。除了內服中藥，腹部推拿也是一個能快速改善患者排便的治療方法。腹部推拿是一個既綠色環保，又方便且低成本的治療手法。除了患有禁忌症，例如有腹主動脈瘤的患者以外，基本上適用於所有患者，特別是很多不喜歡或不適合喝中藥的小童及老人。

推拿治療不只適用於骨傷科病症，內科患者也可以嘗試配合推拿治療，可能會有出乎意料的效果。內外合治也是中醫治療的特色，值得在臨床上推而廣之。

醫案39
新型冠狀病毒感染的六經傳變實例

患者，女，92歲。2022年4月19日首診。

病史摘要

主要症狀： 入院時無發熱，精神疲倦，無咳嗽咳痰，無口乾口苦，納呆。二便調。舌紅，苔白膩，脈細數。

治法： 疏風解表，清熱解毒。

方藥： 桑菊飲加減。

連翹 15g，桔梗 10g，蘆根 20g，甘草 5g，枇杷葉 10g，神曲 10g，麥芽 15g，桑葉 10g，菊花 10g，陳皮 6g。

治療經過

2022年4月20日

患者精神轉差，嗜睡，溝通不配合，懶言，痰鳴聲重，四肢膚溫偏高，舌紅，苔白厚膩，脈沉數。

2022年4月21日

患者無發熱，咳嗽咯痰，痰黏難咯，痰黃，有氣促，大便秘結，舌紅，苔黃，脈弦滑。

分析： 此時「太陽病若發汗、若下、若利小便，此亡津液，胃中乾燥，因轉屬陽明」。又有「陽明病，其人多汗，以津液外出，胃中燥，大便必硬，硬則譫語」。（病因：太陽病傳入位置—足陽明胃經）。

治法： 清熱解毒，止咳平喘。

方藥： 麻杏祛濕湯加減。患者大便不通，加葶藶子、桑白皮通便。

麻黃 5g，杏仁 10g，生石膏 15g，黃芩 10g，前胡 10g，浙貝母 10g，桑白皮 12g，陳皮 6g，桔梗 10g，葶藶子 9g，甘草 9g，

瓜蔞皮 15g。

2022 年 4 月 22 日

患者神志清，反應較好，能對答，仍有咳嗽咯痰，痰黃難咯，氣促改善，大便已解，質黃軟，舌紅乾，苔黃，脈滑。

2022 年 4 月 23 日

患者少許咳嗽，少許氣喘，少許痰難咯，大便欠暢，舌紅苔黃乾，脈細數。今日（第 6 天）RAT 檢測轉陰性。

分析： 病邪仍停留在足陽明胃經，但患者咳嗽咳痰、氣促等症狀已明顯改善，且 RAT 已轉陰性，病邪將欲解。

2022 年 4 月 25 日

患者不願進食，進食量較少，情緒低落，思睡，精神尚可，少許咳嗽咳痰，舌紅，苔微黃，脈滑數。

2022 年 4 月 28 日

患者日解大便七次，初為爛便，量多色黃，後轉為黃色軟便，無腹痛，仍有咳嗽，痰黏難咯，無氣促，舌淡紅，苔微黃，脈細滑。

2022 年 4 月 29 日

患者神清，能對答，反應可，仍咳嗽，痰多難咯，納改善，昨大便四次，今晨大便兩次，質軟量多，手腳欠溫，舌紅乾苔微黃，脈滑細。

分析： 此時「太陰之為病，腹滿而吐食不下，自利益甚，時腹自痛，屬太陰」。（病因：三陽傳入　影響位置—足太陰脾經）。

治法： 宣肺止咳，健脾祛濕法。

方藥： 運脾止嗽湯加減。

桔梗 10g，紫菀 10g，百部 5g，白前 10g，浙貝母 10g，陳皮 10g，法半夏 10g，茯苓 15g，太子參 15g，龍骨 15g，炒枳殼 10g，神曲 10g，炙甘草 10g，鬱金 10g。

2022 年 4 月 30 日

患者神志清，反應好，能對答，訴咳嗽咳痰較前減少，痰能咯出，納可，大便一次，質黃軟，舌暗紅，苔白，脈細滑。其後症狀好轉出院。

醫論

　　2022 年是一個特別的年份，自從香港爆發 2019 冠狀病毒病第五波以來，直至 2022 年 3 月，受感染的人數達到最高峰，其中大部分是安老院的長者。我有幸來到香港啟德暫託中心（一個專門收治新型冠狀病毒感染老齡患者的地方）參加抗疫，並在診治過程中更深刻地理解到中醫經典的精髓，感到獲益良多，尤其像我這樣被西化了的中醫。

　　中醫學沒有 2019 冠狀病毒病這個病名，但認為肺炎是肺系的外感熱病，以發熱、惡寒、咳嗽、胸痛、口渴、汗出為主要症狀，而且起病急驟，傳變迅速，屬中醫的溫病範疇。亦屬廣義傷寒範疇。

　　張仲景所著的《傷寒論》以六經辨證作為全書的綱領。它針對外感病的普遍證候，根據症狀特點，劃分為六個證型階段。分別為太陽病、陽明病、少陽病、太陰病、少陰病、厥陰病。而六經之間是有相互有聯絡的，這種聯絡就叫傳經。具體來說，一經的邪氣傳到另一經，相應的臨床症狀就發生了新的變化，這就叫傳經。循經傳就是按六經次序相傳。如太陽病不癒，傳入陽明，陽明不癒，傳入少陽；三陽不癒，傳入三陰，首傳太陰，次傳少陰，終傳厥陰。如下圖：

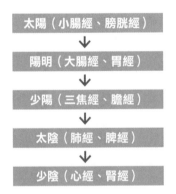

　　在今天現代醫療科技發達，很多急性傳染病可以找到病原體，還可以得到有效的治癒或受到控制，但我們還要學習六經辨證，就是要挖掘古人長期總結出來的寶貴遺產，豐富治療急性傳染病的手段，減輕病人痛苦，縮短病程，並降低死亡率。

二、論傳變

（1）患者確診為新型冠狀病毒感染發病初期，雖然沒有表現出典型的「太陽之為病，脈浮，頭項強痛而惡寒」症狀，但從現代醫學角度，RAT陽性即已認為感受外邪，且為疫癘之邪。（入侵位置—足太陽膀胱經）

（2）患者不願進食，進食量較少，情緒低落，嗜睡，即「太陽病證，遷延時日，而見脈浮細者，為血氣不氣於外。嗜臥者，病邪侵及內臟，令人身乏神倦。依此脈證，可判定病傳少陽」。又有「傷寒五、六日中風，往來寒熱，胸脅苦滿，默默不欲飲食」。（病因：太陽或陽明傳入位置—半表半裏之少陽）

（3）太陰病為脾虛寒濕內盛證，故脾陽恢復，其病則癒。通過對六經傳變的順序和規律認識，加深了對新型冠狀病毒感染由外傳內，由表入裏，由淺入深，病情由輕到重，由三陽病轉三陰病的過程的認識。對新型冠狀病毒感染的治療，衍方用藥有重要的指導意義，對其預後和轉歸有更清楚的了解。

醫案40
領悟醫案

患者，女，87歲。

病史摘要

主要症狀： 因確診2019冠狀病毒病一天入院。入院時情緒激動，煩躁，言語
不清，有敵意欲罵人，大吵大叫，自言自語，不可靠近，問話不會
對答。未見咳嗽，咽中有痰聲，聲音沙啞，汗出，舌紅，苔白膩，
脈浮數。

既往史： 既往有精神分裂症病史，一直在服用三至四種精神科藥物和鎮靜
藥。由於有精神錯亂，有妄想和恐懼等一系列精神症狀。

診斷： 新型冠狀病毒感染（初期）。

證型： 風熱表證。

治法： 疏風解表，清熱解毒。

方藥： 銀翹散加減。
銀花10g，連翹15g，桔梗10g，黃芩10g，藿香10g，車前
草10g，甘草5g，石菖蒲10g，茯神15g，神曲10g，桑白皮
10g，陳皮10g。

方解： 處方中除了用銀翹散以疏風解表，清熱解毒以外，還加了石菖蒲以
化痰開竅，茯神以寧心安神。

變化： 服藥後第二天，患者基本無再發作哭鬧大叫等精神亢奮表現，情緒
相對穩定，喉間痰聲改善。但翌日又因飲水少，無尿，轉醫院觀
察了。

醫論

這個醫案給我留下了深刻的印象和很多值得深入思考的問題。這個案例的
難點並不在於診斷、處方及用藥，真正的難點就在於如何獲取我們診斷所需的
四診資料；在病人未能配合的情況下，如何收集我們所需要了解的情況。作為

一個中醫師，不僅需要掌握很多理論知識，還要有靈活的頭腦，懂得如何跟病人溝通，在外界環境不順利的情況下，學會自己去為診治疾病創造條件。在古代，沒有我們現代先進的檢查儀器，每個病人都好像是一個黑箱子一樣，古人可以靠望、聞、問、切四診，就能把疾病治好，這是需要很多耐心和不斷地認真思考的。透過表像，得知其本質。「望而知之謂之神」「聞而知之謂之聖」「問而知之謂之工」「切而知之謂之巧」，只有四診合參，司外揣內，辨證施治，方能手到病除。望、聞、問、切是中醫診療的基本功，任何時候都不能荒廢。中醫基本功沒有過時一說，而且永遠不會過時。這就是我在啟德抗疫的一個小領悟了。

醫案 41
雙下肢靜脈曲張醫案

患者，男，84歲。2022年4月18日首診。

病史摘要

科興疫苗接種兩針，最後接種日期：2022年2月7日；新冠檢測陽性日期：2022年4月11日，轉陰日期：2022年4月18日；入院日期：2022年4月18日，出院日期：2022年4月21日。

主要症狀： 入院當日，新冠檢測即為陰性。雙下肢腫脹、疼痛一週。雙下肢淺靜脈擴張迂曲成團，猶如蚯蚓狀，尤以大腿後明顯。雙下肢皮膚色素沉着，呈黑色，並伴有皮炎，有抓痕。納一般，寐差，大便難排，每日一次，小便可。舌暗，苔薄膩，脈沉。

既往史： 糖尿病、高血壓、高血脂症，腦梗塞史；多次跌到。

診斷： 雙下肢靜脈曲張（筋瘤）。

證型： 氣虛血瘀，濕聚水停。

治法： 益氣活血，祛濕利水。

方藥： 生黃芪15g，茯苓10g，滑石10g，薏苡仁20g，澤瀉10g，牛膝15g，益母草20g，萆薢10g，黃柏10g，丹皮10g，白鮮皮10g，甘草5g。共三劑。

煎服方法： 以上為藥用量，顆粒劑按草藥濃縮比例配發，每日服用兩次，每次一包。

患者服藥後，腫脹、疼痛一天後迅速緩解，皮炎、瘙癢逐漸緩解。出院時，無不適主訴了。

醫論：利水消腫治腫痛，補氣活血治曲張

一、下肢靜脈曲張概述

下肢靜脈曲張是臨床常見的周圍血管疾病。下肢靜脈因某種因素致靜脈瓣

功能不全，以致靜脈內血液倒流，下肢大隱靜脈或小隱靜脈系統處於過伸態，以靜脈的蜿蜒、迂曲為主要病變。本病易併發血栓性淺靜脈炎、下肢潰瘍、曲張靜脈破裂出血和濕疹樣皮炎，多見於持久站立工作者及有妊娠及盆腔腫瘤病史或有家族史者。

按血流動力學變化，可將下肢靜脈曲張分為血液倒流性和回流障礙性兩大類，前者主要為靜脈瓣膜關閉不全而不能制止血液倒流，後者則為靜脈回流通道受阻而引起。其臨床表現主要是淺靜脈的曲張，其次為患肢腫脹、脹痛、痠脹或沉重感，小腿下段和踝部皮膚的營養障礙性病變，包括皮膚抓癢、濕疹、皮炎、色素沉着和潰瘍形成等。西醫治療採用纏縛法和手術治療，以手術為主，亦可配合藥物治療或硬化劑注射療法，該病術後靜脈曲張的復發率在20-30%之間。

二、下肢靜脈曲張中醫認識

下肢靜脈曲，中醫病名為「筋瘤」。中醫理論認為，本病多因經久站立使下肢氣滯血瘀，或鬱怒傷肝，血燥筋攣所致。總覽古代醫籍，筋瘤的主要病機為血氣瘀滯，如宋代陳無擇《三因極一病證方論》所述：「夫血氣凝滯，結癭瘤者，雖與癰疽不同，所因一也。」諸瘤皆因血氣凝滯所致，然導致筋瘤之血瘀的病理因素總體可分為寒邪外襲、風熱外侵、情志憤鬱。

辨證分型為：氣虛血痛瘀證、濕熱下注證、寒凝瘀阻證。

三、活血利水法治療下肢靜脈曲張

（一）利水消腫治腫痛，補氣活血治曲張

本病病機以氣虛、血瘀、濕聚、水停為主，故治療應以補氣虛為本，兼以利水活血。下肢靜脈曲張，瘀血停留血管；血不利化為水，故可見肢體腫脹、疼痛；血脈不通，不通則痛，故也可見疼痛。腫脹則利水消腫，氣行則血行，血行則濕化腫消。

（二）萆薢滲濕東加減

我們臨床採用祛濕利水、益氣活血治法的萆薢滲濕東加減防治下肢靜脈曲張效果良好。

方中生黃芪益氣固表，利水逐濕；益母草活血祛瘀，調經消腫，有「行血而不傷新血」的特點；牛膝活血利水，與益母草相須為用，既可活血散瘀又可利水消腫。萆薢滲濕湯方中，萆薢性平味苦，可祛風除痹、利濕去濁；薏苡仁性微寒味甘，可利濕排膿、清熱健脾；黃柏性寒味苦，可清熱燥濕、解毒斂瘡；丹皮性微寒味辛苦，可清熱涼血、活血化瘀；澤瀉性寒味甘，可利水滲濕、瀉熱通淋；滑石性寒味甘，可清熱利尿、祛濕斂瘡；通草性微寒味甘，可清熱利尿、通氣行水；縱觀全方，萆薢與薏苡仁，主清熱利濕之大局，澤瀉、滑石通草，以瀉熱、利尿、斂瘡之效增強君藥作用，茯苓、丹皮與黃柏為佐藥，以行水、解毒、活血化瘀之效佐治邪毒血瘀，組方藥性平和，無苦寒傷胃。

轉院醫案

醫案 42
老年食物哽塞醫案

患者，女，95 歲。2022 年 4 月 7 日首診。

病史摘要

沒有接種疫苗；新冠檢測陽性日期：2022 年 4 月 5 日；入院日期：2022 年 4 月 6 日晚 20：00，轉院日期：2022 年 4 月 8 日。

主要症狀： 咽痛，輕咳，無發熱；納一般，寐可，大便軟，難排，小便可；舌淡紅，苔薄黃膩，脈浮數。

既往史： 腦血管病變，糖尿病，皮膚炎，慢性便秘，腰痛等病史。

診斷： 新型冠狀病毒感染。

證型： 風熱夾濕毒犯肺證。

方藥： 2 版方案方 B（銀翹散加減）。

患者當晚由於胃部不適，沒有服用中藥。

治療經過

2022 年 4 月 8 日，患者於 9 時吃早餐後，測脈搏血氧定量計測一度出現血氧飽和度從 98% 下降到 89%，並伴有胸悶以及食物下咽困難、嘔吐。經中醫、西醫會診，考慮老年患者，既往有腦血管病變，存在吞咽困難，診斷為持續食物哽塞導致呼吸困難。給予緊急吸痰和吸氧，患者 SpO2 始終在 90% 徘徊。12 時，予以轉去醫院。

醫論：論老年食物哽塞

一、概念

食管異物梗塞是指因食管先天性、後天性病變或精神神經原因導致的異物梗塞於食管某部位。由於病史不全面及臨床醫師經驗不足，或以吞咽困難先入為主等原因，老年患者因食物性異物所致的食管梗塞較易被誤診。

二、老年食物哽塞原因

（一）食管機能退行性改變

老年人的食管機能隨年齡的增長而發生退行性改變，導致食管肌肉的收縮力減退，蠕動速度變慢，部分老年人甚至喪失吞咽後的食管蠕動運動。食物黏性大或肉塊咀嚼不充分的情況下，當產生第三收縮波時，使第二收縮波下推的未嚼爛肉塊梗塞於下段食管。

（二）咀嚼不夠細、裝義齒、依從性差、警惕性差

70 歲以上患者發生率高，隨着年齡增長，發生率有增高趨勢，其原因與老年人感覺遲緩、多數牙齒脫落、咀嚼不夠細、裝義齒後對食物的分辨能力減退、視力差，喝湯時未能看見湯中食物有關。老年人較固執，在客觀上影響遵醫依從性，要遵照醫生或護士的吩咐去做有適應過程。

進流質飲食者梗塞發生率不高，因為該類患者食管狹窄嚴重，進食稍稠厚飲食或進食速度稍快些，即可引起嘔吐，因此患者對食物嚴加選擇，且小口進食、緩慢吞咽；進軟食者梗塞發生率也不高，該類患者雖有食管狹窄，但不嚴重；發生率最高的是進半流質飲食患者，特別是當患者病情好轉，飲食從流質過渡到半流質或從半流質過渡到軟食時，試探性進食無礙後，喪失警惕性，進食過快，吞咽食團過大。

（三）食管內形成食物

食管內形成食物團而引起梗塞較為少見。因為食管一為扁狹的肌肉狀器官，食物在食管內停滯時間短，不易形成團塊。吞咽動作是一個高度同步的動

作：首先是準備咀嚼和濕潤食物團，但在老年患者中由於其唾液腺分泌量隨着年齡增大而逐漸減少，以及咀嚼工具——齒的問題，影響咀嚼。其次，一個影響的因素是老年人的神經肌肉功能紊亂，咀嚼肌（即咬肌、顳肌、翼外肌和翼內肌）、舌、軟齶在咀嚼期間的協調受影響，另外食管本身存在三個生理狹窄，尤其是第三個狹窄（穿過隔肌的食管裂孔處）易引起食物滯留，再加上攝入纖維素含量高的食物（如柿子、黑棗、山楂等），容易形成消化道結塊。

（四）診斷

若患者有確切的餐後短時間內突發的吞咽困難或進食後嘔吐症狀時，則提示有食物性異物梗塞。因為食管狹窄處為癌症好發處，臨床症狀和吞鋇檢查與腫瘤相似，故容易誤診。內鏡檢查是可以確診。

三、防治對策

（一）植物性胃柿石症

本病的預防首先在於做好吃的文章。如吃柿子量要少，不宜常食，不宜食未成熟柿子，柿子含很酸量與其成熟度成反比，不宜空腹和飢餓時服。預防非柿團的食物團所致之消化道梗塞在於對食物的正確加工，蒸煮夠時，食法正確，細咽不囫圇吞食，不過量進食，加強對兒童吃的教育，如吐棄不能消化的果皮果殼。

（二）開展健康教育

①養成良好的飲食習慣：每次進食前飲少量溫開水潤滑食管，進食後喝少量溫開水沖洗食管，減少食物殘渣滯留；烹調要求：水果加工成果汁或果泥後食用。

②加強宣教：包括對照顧員和患者。口頭宣教和宣傳單張，反覆宣教。

（三）發揮家屬的作用

要充分發揮家屬的作用，並擔當起監督者、幫助者的角色。為患者準備食物時，選食烹調要正確，對外送食物要做好檢查監督工作，如食物的種類、烹

調方法是否符合要求；湯類可給予過濾，以避免骨頭、魚刺、生薑片等對患者的潛在危害。

（四）加強巡視是預防食物梗塞的關鍵

護理人員在巡視病房或做治療護理時，以及患者進食前隨時進行健康教育。觀察所選食物是否符合要求，提醒患者小口進食、細嚼慢咽。

（五）防治

一旦發生食物梗塞，除通過胃鏡食管鏡取出梗塞物外，囑患者喝碳酸飲料，借助其中的二氧化碳氣體釋放鬆動梗塞食團後吐出。

醫案 43
深部靜脈血栓醫案

患者，女，92歲。2022年4月2日首診病史摘要。

病史摘要

科興疫苗接種兩次，末次接種日期：2021年12月17日；新冠檢測陽性日期：2022年3月31日；入院日期：2022年4月2日，轉院日期：2022年4月9日。

治療經過

入院後經中西醫合作治療後，症狀基本緩解。

2022年4月9日早4時，右下肢突然出現腫脹疼痛，西醫處理後效果不顯。4月9日，9時經中西醫會診後，考慮深部靜脈血栓可能，予以轉院處理。

醫論：論深部靜脈血栓

一、深部靜脈血栓概念

（一）病理過程

深靜脈血栓形成（DVT）是較常見的四肢血管疾病，發病率及死亡率在逐年增加。深部靜脈血栓的形成是由於靜脈血流緩慢、血液高凝狀態、靜脈壁損傷三大主要因素所致。病變好發於下肢，血栓形成後，血栓遠端靜脈壓升高，從而引起肢體腫脹、疼痛及淺靜脈擴張或曲張等臨床表現，嚴重者還可以影響動脈供血，並使靜脈瓣膜受損，遺留永久性的下肢深靜脈功能不全而影響生存品質。

（二）常見部位

DVT 常見於以下三個部位：（1）下肢肌肉小靜脈叢；（2）髂股靜脈；（3）腋靜脈鎖骨下靜脈。下肢 DVT 的主要原因為血流緩慢、血液高凝狀態、靜脈壁受損。右髂動脈橫跨左髂靜脈是左下肢多發病的解剖學因素。因此，對高齡、肥胖、大手術後尤其是盆腔手術後、高血壓、糖尿病、動脈粥樣硬化、長期臥床、癱瘓等病人應嚴密觀察。如病人出現下肢水腫、疼痛或伴有凹陷性水腫、活動受限、瘀血、靜脈曲張時，提示有可能發生 DVT。

（三）老年深靜脈血栓的危險性

深靜脈血栓形成（DVT）是目前最難治療而又可能危及生命的一種較常見的血管外科疾病。DVT 尤以老年患者更為常見。80 歲發病率較 30 歲可以增加 30 倍。尤其對於 70 歲以上的老年人，因其發病早期感受不敏感，臨床症狀不典型，常常延遲就醫。除發生 DVT 疾病外，往往伴發有其他疾病，在治療上更為困難。

二、診斷

DVT 的臨床診斷主要依據血管超聲。超聲血管無血流或者不可壓迫高度提示 DVT。血管超聲診斷近端 DVT 的敏感性和特異性非常高，而實驗室中 D- 二聚體的檢測雖然不能確立診斷，但 D- 二聚體陰性可以基本排除急性血栓形成。

三、深靜脈血栓中醫的認識

本病屬中醫「脈痹」「股腫」「腫脹」範疇，以患肢腫痛，朝輕暮重，纏綿不癒為特徵。中醫多責之血瘀，如《血證論》謂：「瘀血流注，亦發腫脹者。」因本病有挾濕、兼熱、挾風、兼虛之異，治療又當兼顧。主要發病機制在於諸邪流注血脈經絡，或因氣血不足，氣滯血凝，營血回流受阻，水津外溢，瘀水互結，脈道不通所致。本病多以正虛邪實，虛實兼挾為特點。治療需以清熱解毒、涼血活血、化瘀消腫、益氣通絡為法。

四、調護

（一）心理調理

深部靜脈血栓形成病程長、治療費用大、患者心理活動複雜，易產生緊張、悲觀、失望等心理，情緒易激怒、抑鬱、沮喪，良好的心理調理尤為重要。首先應與患者主動交流與接觸，了解其心理狀態，及時解除其心理障礙，使病人保持心情舒暢，生活有規律，並以臨床治癒的例子作說明，使其積極配合治療，爭取早日康復。

（二）飲食護理

除手術後等長期臥床及限制性體位活動的病人外，肥胖及血液黏稠度高的病人也易導致血栓形成，因此在護理上除了協助長期臥床的病人被動活動外，還要注意飲食的調節、血液黏稠度的監測。每兩週測血液流變學一次，並酌情應用降低血液黏稠度的藥物。飲食上宜清淡，忌油膩、辛辣等食物，多食新鮮蔬菜和水果，保持大便通暢，以利下肢靜脈血回流。同時，應積極提倡戒煙。

（三）患肢護理

1. 患肢的一般護理

患肢應防寒保暖，鞋子宜寬鬆，襪子選擇質地柔軟、通氣良好的棉織品；不能赤足行走，防止腳外傷；每日清洗足部，清洗後用柔軟毛巾輕輕擦乾，防止發生潰瘍和感染。

2. 患肢合理活動

急性期，病人應完全臥床休息 10 天以上。臥床時，抬高患肢，使其高於心臟平面 20 至 30 釐米，膝關節置於 5 至 10 釐米，稍屈曲位，以促進靜脈血的回流。禁止按摩患肢，防止血栓脫落，因血栓機化的過程需兩週左右完成，而附着在靜脈壁的血栓在一至兩週內最不穩定，極易脫落而導致肺栓塞的發生。因此，兩週後當全身症狀及局部壓痛消失，可開始進行輕微活動。鼓勵病人先作趾屈伸運動，再行踝關節、膝關節、髖關節的運動，促進下肢血液回流，減少下肢血液瘀滯的程度。活動量應循序漸進，不可操之過急。病人可下床活動時，教會其使用彈力繃帶或穿長筒彈力襪，可持續使用三個月以上；

站立時間不宜過長，並經常以腳尖着地，加強腓腸肌的收縮，發揮肌泵的作用，促進深靜脈血回流。

3. 換藥護理

定時觀察患肢的皮膚溫度、顏色、張力，定點測其周徑一次／天，並記錄。

4. 藥物療法護理

溶栓過程中應密切觀察有無出血現象及過敏反應的發生，皮下出血、排黑便、皮疹等。經常詢問患者有無不適。如患者自覺全身發癢或出現皮疹時，應立即停藥並予抗過敏藥物治療至好轉。定期監測出凝血時間、凝血酶原時間、纖維蛋白及血小板計數等，防止出血。

服用中藥時不宜用茶水、牛奶代水服，因茶中含鞣酸、咖啡因，牛奶中含蛋白質，可與某些藥物發生化學反應，影響藥物吸收。要做好思想工作，堅持服藥，不可中斷。

5. 家庭指導

注意臥床休息與適量活動相結合，避免長時間的行走及重體力勞動。患者保持身心愉悅，少食油膩食物，應以富含維生素C、維生素B類的食物為主。定期檢查凝血酶原時間，發現異常及時處理，並根據醫生指導做好患肢的功能鍛煉。

五、本案

患者高齡、長期臥床、基礎疾病多等等多種危險因素存在，病房也缺少相關設備診斷治療，所以當患者雙下種腫脹疼痛，考慮為深靜脈血栓時，為保障病人安全，及時給予轉院。

醫案44
急性尿瀦留醫案

患者，女，88歲。2022年4月4日首診。

病史摘要

復必泰疫苗接種兩針，最後接種日期：2021年10月20日；新冠檢測陽性日期：2022年4月1日；入院日期：2022年4月3日，轉院日期：2022年4月5日。

主要症狀： 怕冷，鼻水，口乾，輕咳，納差，寐一般，便秘，尿不濕。舌紅，苔黃膩，脈浮數。

既往史： 高血壓病、腦出血、腦梗塞、大皰性類天皰瘡、子宮內膜炎、便秘、反覆下尿路感染。服用西藥有：苯海拉明祛痰劑、對乙醯氨基酚、馬來酸氯苯那敏、苯磺酸氨氯地平、阿司匹林、比沙可啶、多庫酯鈉、倍他米松軟膏、鹽酸曲馬多、辛伐他汀、番瀉苷、石蠟外用、水楊酸甲酯、乳果糖、法莫替丁。

診斷： 新型冠狀病毒感染。

證型： 風熱夾濕毒犯肺證。

方藥： 2版方案方B（銀翹散加減）

共兩劑。

治療經過

2022年4月5日，患者從早晨到中午無小便。12時，出現小腹脹滿痛，難以忍受，呻吟不止，碾轉不安伴周身不適，腰膝痠軟。無發熱。小腹叩診呈濁音，結合無尿等症狀，考慮其有反覆下尿路感染病史並服用苯海拉明、鹽酸曲馬多、氨氯地平等藥，初步診斷為：急性尿瀦留。經中西醫會診，決定予以轉院處理。

醫論：急性尿瀦留

一、概念

　　急性尿瀦留（acute urinary retention，AUR）是一種臨床常見的急症，它的定義是突然發生的常伴有疼痛的不能自主排尿。它通常突然發生，令患者痛苦和煩躁不安，已經成為一個嚴重的世界性公共健康問題。根據不同的文獻報道，每年原發性 AUR 的發生率為 2.2‰ 至 6.8‰。尤以老年男性多見，若不及時處理，可能導致膀胱破裂、腎衰竭等一系列嚴重併發症。

　　AUR 的概念在中外歷史文獻中均有較多報道。西方國家中，關於導尿技術的最早描述可追溯到古希臘時代。我國唐代醫學家孫思邈也曾使用「大蔥」作為導尿管治療 AUR 病人。

二、病因

　　AUR 最常見病因為尿道機械性梗阻和藥物相關性尿瀦留，急性尿道機械性梗阻最常見病因為良性前列腺增生症（BPH）。最常見的誘發因素包括全麻或局麻手術、攝入過量液體、膀胱過度充盈、尿路感染、前列腺炎症、攝入酒精、應用擬交感神經或抗膽鹼能的藥物。然而，絕大多數病例沒能找到具體的誘發因素，從而歸因於良性前列腺增生。

　　臨床上可能導致 AUR 的常見藥物主要包括：α 腎上腺素能拮抗劑（苯丙胺、麻黃城、去氧腎上腺素、偽麻黃城）、抗心律失常藥物（丙吡胺、普魯卡因胺、奎尼丁）、抗膽鹼能藥物（阿托品、山莨菪城、普魯本辛、東莨菪城）、抗癲癇藥物（卡馬西平）、抗抑鬱藥物（阿米替林、氯氮平、多塞平、丙咪嗪、馬普替林、去甲替林、止吐藥、奮乃靜）、抗組胺藥（溴苯那敏、氯苯那敏、賽庚啶、苯海拉明）、抗高血壓藥（肼苯噠嗪、硝苯地平、咪噻吩）、抗帕金森藥（金剛烷胺、苯紮托品、溴隱亭、左旋多巴、苯海索）、抗精神病藥物（氯丙嗪、氟奮乃靜、氟哌啶醇、甲硫達嗪）、β 腎上腺素拮抗劑（異丙腎上腺素、間羥異丙基腎上腺素、特布他林）、性激素（雌激素、孕酮、睪酮）、肌鬆劑（巴氯芬、環苯紮林、地西泮）、鎮痛藥物（吲哚美辛、曲馬多、嗎啡）。

三、診斷

根據典型的症狀和體徵：通過詢問病人有無尿量明顯減少，無尿，並伴隨恥骨上區脹痛感，查體見恥骨上區叩診濁音，即可臨床診斷。但對於喪失言語能力的病人，如全麻術中或失語病人，則其診斷常易被忽略。而失語或其他失去言語能力病人發生 AUR 時，常常表現為煩躁不安，尤其應引起臨床醫護人員重視。此外，對一部分通過症狀和體徵難以明確診斷的病人，可通過試行導尿明確，若病人存在導尿禁忌證或導尿操作困難，則可行膀胱超聲檢查明確。

四、治療

AUR 的治療，包括三個部分：①病因治療。AUR 為尿路梗阻性因素所引起，應當積極治療原發病，②保守治療與護理。對於 AUR 病人的護理措施非常重要。AUR 病人腹部脹痛，常伴緊張、焦慮情緒，應積極交待病情，使病人放鬆，避免緊張情緒加重病情；輕度 AUR 病人，不必急於導尿，試予腹部膀胱區域按摩、熱敷可能有助於排尿。③在保守治療無效或 AUR 程度嚴重病人無法耐受時，應該立即進行急診導尿術，其目的主要在於儘早引流排除尿液，降低膀胱內壓力。

五、預防

AUR 的預防主要是針對 BPH 等原發病的控制，應規律服用，避免突然停藥。AUR 需要急診處理，其發生率隨年齡增加而增加，尤其以老年男性病人易發。據報道，所有 70 歲以上男性中，五年內發生 AUR 比例為 10%，而 80 歲以上男性中，經歷 AUR 者高達 30%。AUR 常見於尿管拔除後排尿困難，故常發生於傍晚或夜間。

六、中醫認識

急性尿瀦留，屬中醫「癃閉」「小便不通」的範疇。基本病理變化為膀胱氣化功能失調，且與肺、脾、腎、肝、三焦有密切關係。治療原則應以通利為法。對水蓄膀胱之急症，內服藥緩不濟急，應速用導尿、針灸、少腹及會陰部

熱敷等法,急通小便。

也可採用推拿「中極」穴的方法治療不同類型的急性尿瀦留患者,方法簡便,效果顯著。病人取半臥位,充分暴露下腹部。術者立於患者右側,右手大拇指圍繞中極穴四周順時針方向輕揉分鐘。繼則拇指按住中極穴,輕壓緩推,方向由中極穴向恥骨聯合下方,力量逐漸加大,使病人自覺少腹墜脹,產生尿意,並排出尿液。使用本法時要注意輕柔緩韌,明壓暗推,同時積極治療原發病。指壓治療不能用力過重,以免加重患者的疼痛。指壓法失敗後,如尿仍排不出,應採取導尿等其他方法治療。

醫案 45
老年外傷醫案

轉院病案中有兩例為外傷導致出院，兩名患者受傷情況也相似。

病案一

患者，男，83歲。

病史摘要

2022年4月7日因新型冠狀病毒感染入院，經中西醫治療後症狀基本緩解。2022年4月14日上午10時左右，自己左側翻身時，左手從右側太高向左側呈拋物線落下時，左手掌側不慎碰到病床圍欄，手掌迅速紅腫熱痛，經中西醫會診後，建議轉院治療。

病案二

患者，男，78歲。

病史摘要

2022年4月6日因新型冠狀病毒感染入院，經中西醫治療後病情基本緩解。2022年4月14日下午5時許，坐臥於床，左手摸頭後落下時，左手腕不慎碰到病床圍欄，左手腕立即出現紅腫熱痛，經中西醫會診後，建議轉院治療。

醫論：論老年院內外傷

老年患者屬於特殊的患者群體，他們活動不靈活，身體虛弱，因此很容易發生跌倒等外傷情況，由於老年人大部分存在骨質疏鬆，所以遇到外傷，就很容易骨折。一旦受傷或骨折，就會給患者造成不必要的傷害，給患者增加不必

要的痛苦，因此一定要注意這個問題。在醫院或安老院等設施內所受到的外傷，可以統稱為護理類外傷。

一、常見院內護理類外傷及分析

（一）墜床

對於意識不清、高齡、四肢活動不利、精神病等病人比較容易發生墜床。老年人平衡感覺減退、協調平衡能力降低、反應遲鈍，部分病人需長期臥床或醫源性限制，加之疼痛導致翻身困難，如翻身幅度較大或取遠處物品時可能會發生墜床。

（二）約束帶損傷

約束帶損傷多見於意識障礙、精神病需要約束帶約束的病人，使用約束帶後由於病人躁動、不配合，造成約束部位的損傷。

（三）跌倒

夜間陪護人床擺放不規範，病房通道擁擠、雜亂；病床腳剎車失靈；地面濕滑；夜間燈光亮度不足或直射，看不清障礙物；病房廁所沒有扶手和呼叫裝置等均為導致病人跌倒或滑倒的高危因素。支具使用不當：拐杖、輪椅、助行器是行動困難的病人尤其是老年人輔助步行的工具。

如果它們各部分的性能不足、制動失靈、拐杖長度或高度不適、拐杖底部防滑失效等，均可使病人失去平衡而跌倒。長期臥床病人，起床後可能出現眩暈而致跌倒，特別是老齡病人容易在衛生間內跌倒。對於體質較弱或者長期臥床的病人，尤其是男性病人，排尿或者大便久蹲後起立的時候容易發生暈厥，突然跌倒，甚至可導致病人死亡。

（四）燙傷、凍傷

多見於癱瘓病人和麻醉沒有消退的病人，使用熱水袋不當，造成病人燙傷。還有部分病人皮膚感覺較遲鈍，進行理療如中藥燙療、紅外線照射、微波治療或使用熱水袋等，如不注意溫度的控制與調節，或者不規範使用可引起燙

傷。使用冰毯、冰敷不當的時候，有時會發生凍傷。

（五）各種連接管道脫落導致的損傷

由於搬運病人的時候沒有保護好留置尿管病人的尿管、尿袋、輸液管道及其他連接於病人的管道，搬動病人的時候牽扯管道甚至滑脫，造成尿道損傷、血管損傷、局部組織損傷等。

（六）壓瘡

病人可能因為疼痛或年老體弱、癱瘓、大小便失禁、牽引裝置、昏迷、長期高熱等原因導致骶尾部或骨凸部發生壓瘡，其中最主要的是壓迫時間過長，影響局部血液供應，嚴重的壓瘡可危及生命。

（七）碰傷

病人動作不協調、關節僵硬、輔助工具的穩定性差或操作不當導致病人發生碰傷；輪椅或者平車轉移或移動過程中發生碰傷；給病人做檢查搬動時，如果動作粗暴，搬運人員動作沒有協調好或用力不當，容易造成病人碰傷。

（八）灼傷

手術室不正確的使用電刀、病人與金屬床之間有接觸、電極板放置位置不當、電刀電流過大等以及部分病人在病床上吸煙，可能導致病人灼傷。

二、保護措施

（一）加強溝通

做好健康宣教工作，在與病人及家屬溝通的過程中，要掌握一定的語言溝通技巧和方法，取得病人與家屬的理解與配合。鼓勵病人參與醫療護理活動，防止院內獲得護理類外傷，病人入院後對病人及家屬進行安全告知教育，包括：住院規章制度、病房設施安全及使用、病人不得擅自離開醫院、容易發生護理類外傷事件的動作及注意事項等。

（二）加強管理

強化護理制度，完善護理安全管理體系，加強護理安全監管力度，從而保證住院病人護理安全。針對醫院護理安全品質方面存在的隱患，結合實際工作，制訂護理安全事故防範措施、護理安全事故應急預案、護理品質控制標準，加強醫護人員院內獲得護理類外傷的防範意識，提高護理人員的主觀能動性。

（三）改善住院環境，增加溫馨提示牌

傳呼器及常用物品放置於病人隨手可及處，將病床上兩側的防護欄拉起，避免大範圍床上活動，可以防止墜床的發生。病室、衛生間、走道等處光線要充足，及時清理障礙物，夜間病房開小夜燈，地面平整、清潔、乾燥，病房走廊、廁所、浴室安裝扶手；病人床旁、衛生間、浴室設傳呼系統，便於病人及時尋求和得到有效的幫助。尤其是對於老年病人，提供安全的環境及設施尤為重要。病床腳輪剎車要固定確實，走道清潔過後地面濕滑時，要及時放置溫馨提示牌，廁所放置防滑墊，及時清理地面的積水及諸如香蕉皮、西瓜皮、塑膠袋等污物，病人入院後要及時告知病人病床的使用方法，採用正確的操作方法，如不會使用要及時通知護士，或者讓護士輔助家屬正確操作。

（四）加強巡視病房，消除高危因素

加強巡視病房，多與病人溝通，了解病人的思想動態和治療，為病人安排好合理的治療與檢查，隨時調整約束帶的位置的鬆緊度，防止病人發生約束帶損傷。及時發現潛在的院內獲得護理類外傷因素，及時給予正確的糾正與指導。定時為病人翻身，檢查骨突部位是否有壓迫，對於已經發現皮膚發紅的部位，需要及時解除壓迫，使用墊圈，並予以按摩，必要時使用氣墊床。對於無陪護的病人和依從性較差的病人，更要加強巡視，強調防範院內獲得護理類外傷的重要性。

（五）規範護理技術，以人為本

使用熱水袋時，其水溫應不高於 50℃，並且在熱水袋外加布套、毛巾等，避免直接接觸皮膚，尤其是對於麻醉沒有消退的病人，應保持熱水袋與皮

膚一定的距離，並檢查局部溫度是否過高。使用烤燈及理療如中藥燙療、紅外線照射、微波治療時應注意與設備、器具與皮膚的距離，每班做床邊交接班，經常觀察局部情況。而對於高熱病人使用冰毯、冰敷的時候要將冰塊用毛巾包裹，定時檢查局部溫度，防止凍傷的發生。在搬運病人的時候，事先管理好所有與病人連接的管道，並予以保護。給病人充分的準備時間，包括心理和身體上的準備，特別是伴有疼痛的病人，最大可能地取得病人配合。參與搬運的人員要協調一致，防止搬動的時候碰傷及尿管等各種管道脫落而造成的損傷。

三、本案

由於兩位患者都是在無意下受傷，可以說是防不勝防。當然，病房裏面的硬件是否需要改進，值得探討。在實踐中，只能反覆宣教老人，動作小心，護理人員也需要更加的小心提防，採取個體化和人性化的護理措施，以有效防止院內獲得護理類外傷的發生。

醫案 46
老年低血糖醫案

患者，女，97歲。2022年4月3日首診。

病史摘要

科興疫苗接種一次，末次接種日期：2022年3月8日；新冠檢測陽性日期：2022年3月25日；入院日期：2022年4月3日，轉院日期：2022年4月3日。

既往史： 糖尿病（注射胰島素）、癡呆、抑鬱、帕金森、維生素B12缺乏症等病史。

治療經過

患者於2022年4月3日16：46分入院，入院後即出現心慌、煩躁、汗出等症狀，急測末梢血糖：2.8 mmol/L。結合患者病情，考慮患者為低血糖，基礎疾病穩定。中西醫會診意見為立即轉院治療。

醫論：老年低血糖

糖尿病是較常見的代謝性疾病，且多發於體質較差的中老年人，其治療已成為世界性難題。據世界衛生組織（WHO）報道，當患者血漿葡萄糖水平低於正常值時，會導致多種臨床綜合症將其稱之為低血糖症，其併發症多於一百種，而低血糖症是最常見且最嚴重的一種。老年低血糖患者致病病因複雜，且臨床多樣化表現，可發生意識障礙、昏迷等併發症，同時由於老年人自身體質及自覺性較差，易觸發較高的致殘率和致死率，對患者的生命安全與生活品質造成嚴重的影響，因此盡早診斷低血糖症患者，給予對證治療及正確的護理措施可預防老年低血糖患者的致殘率和致死率。很多患者往往只認識到高血糖的危害，卻忽略了低血糖反應。

一、低血糖的概念

（一）診斷標準

　　老年糖尿病是指包括 60 歲以後發生糖尿病或者是 60 歲之前發病而延續至 60 歲以後的老年患者。最新研究《中國 2 型糖尿病防治指南》（2020 年版）中明確指出，對非糖尿病患者來說，低血糖症的診斷標準為血糖 <2.8 mmol/L，而接受藥物治療的糖尿病患者只要血糖 <3.9 mmol/L。

（二）臨床表現

　　低血糖的臨床表現與血糖水準以及血糖的下降速度有關，可表現為交感神經興奮（如心悸、焦慮、出汗、頭暈、手抖、飢餓感等）和中樞神經症狀（如神志改變、認知障礙、抽搐和昏迷）。老年患者發生低血糖時常可表現為行為異常或其他非典型症狀。有些患者發生低血糖時可無明顯的臨床症狀，稱為無症狀性低血糖，也稱為無感知性低血糖或無意識性低血糖。有些患者屢發低血糖後，可表現為無先兆症狀的低血糖昏迷。

二、老年低血糖的原因

　　患者發生低血糖的原因主要包括患者自身因素、藥物因素、飲食因素、血糖監測不及時、未堅持鍛煉等。

　　（1）自身因素：指患者自身調節功能減弱，降低了血糖敏感度；患者缺乏對疾病知識的掌握。

　　（2）藥物因素：指患者因為年齡大，容易出現重複用藥的現象，同時也存在無法遵醫囑用藥的情況。

　　（3）飲食因素：指營養攝入控制過度，使營養不均衡，易出現乏力、頭暈、心慌等症狀，引起低血糖。

　　（4）血糖監測不及時：指由於未能定期監測血糖水準，使患者未能及時了解自身血糖狀況，易發生低血糖現象。

　　（5）未堅持鍛煉：指部分患者缺乏對運動的了解，在注射胰島素後經常運動，使血液流動加快，加快胰島素吸收，加大葡萄糖消耗量，進而易引起低血糖。

（6）疾病因素：如合併肝、腎功能不全的糖尿病患者易於發生低血糖，與肝、腎功能不全引起納差及糖異生能力降低等因素有關。

三、低血糖的治療

糖尿病患者血糖 <3.9 mmol/L，即需要補充葡萄糖或含糖食物。嚴重的低血糖需要根據患者的意識和血糖情況給予相應的治療和監護。

四、預防

在臨床護理過程中，應當從引發低血糖反應的原因着手，以達到降低老年糖尿病患者低血糖反應發生率的效果。

（1）心理干預：由於老年糖尿病病程長、併發症多，患者容易產生過度緊張焦慮的情緒，醫護人員積極主動安撫患者，防治患者情緒激動，為患者樹立信心，調動患者積極性。

（2）健康宣教：定期對患者進行健康教育，包括糖尿病的發生發展、疾病轉歸及預後，以錄影、卡片、講座等形式進行。

（3）控制飲食：飲食規律，少吃多餐，少吃過甜以及過辣食物，嚴禁抽煙喝酒。

（4）適當運動：運動以散步為主，不宜進行過激的運動，不能空腹運動，一般於餐後一小時，運動時間半小時為宜。

（5）合理用藥：糖尿病患者需要持續規律服用降糖藥或注射胰島素，醫護人員需要反覆、仔細告訴用藥時間，胰島素的使用避開晚間及清晨，否則易發生低血糖。

五、中醫對於低血糖的認識

低血糖在中醫沒有固定名稱，低血糖患者常表現為心慌、出冷汗、乏力，嚴重低血糖會出現昏迷，當患者表現為心慌、出冷汗時，中醫稱為心悸，表現為昏迷時中醫稱為暈厥。

中醫根據患者的情況辨證論治可診斷為心悸，可給予患者補氣養血的藥

物，如黃芪、當歸、白术、茯苓、酸棗仁等預防疾病發生。當患者表現為昏迷、呼之不應時，中醫予患者診斷為暈厥，可能伴有四肢厥冷、出冷汗等，也稱為四逆之證，應予患者當歸四逆湯等，裏面主要有附子、乾薑、當歸、茯苓等回陽救逆。

醫案47
血氧飽和度降低醫案

患者，男，79歲。2022年3月31日首診。

病史摘要

　　科興疫苗接種兩次，末次疫苗接種日期：2022年3月19日；新冠檢測陽性日期：2022年3月28日；入院時間：2022年3月31日12:40，轉院時間：2022年3月31日14：00。

主要症狀： 嗜睡，無發熱，輕微咳嗽，痰難咯，有氣促。納差，大便難，小便用尿不濕。舌紅，苔黃稍膩，脈虛。

既往史： 高血壓服藥後控製不佳，心臟病，腫瘤（腸），高血脂。

診斷： 新型冠狀病毒感染。

　　由於患者病情不穩定，急則治標，密切觀察。

治療經過

　　13：00：測 SpO_2 為93%，呼吸頻率：28次/分，予以吸痰、吸氧等緊急處理；13：30：SpO_2：90%，呼吸頻率：30次/分，口唇紫紺，呼吸急促。13：40：SpO_2：89%，呼吸頻率：33次/分，口唇紫紺，呼吸急促。經中西醫會診，決定予以轉院。

醫論：論血氧飽和度

一、本案診療思路

　　（1）患者為新型病毒感染病的高危人群。患者年齡大於60歲，有且多合併多種慢性基礎疾病，是重型/危重型高危人群。

　　（2）患者從目前情況看已為重型患者。患者已經具備氣促，RR≥30次/分；氧飽和度 ≤93%；臨床症狀進行性加重等三個重型診斷條件。可以診斷為重型新型病毒感染病患者。

（3）根據病房現有情況，無法對患者進行進一步的診斷和治療，符合轉院條件，予以轉院處理。

（4）結合患者基礎疾病考慮，血氧飽和度降低原因可能主要還是新型冠狀病毒侵犯肺部，使肺部功能下降，引起呼吸窘迫所致，是新型冠狀病毒感染進展的表現。

（5）老年人免疫功能減退。老年人為 2019 冠狀病毒病的高發人群，亦為危重症和死亡病例的高危人群。對於感染新型冠狀病毒的老年患者，感染新型冠狀病毒後症狀不典型，容易被忽視，需密切觀察是否出現症狀惡化的徵象，加強對生命體徵、血液檢驗結果和 CT 影像學檢查結果的監測，從而及時採取干預措施，將治療的「關口」前移，並優化治療方案，以避免患者由普通型 2019 冠狀病毒病轉為重型／危重型 2019 冠狀病毒病。

本案患者 79 歲，共病多。且生命體徵不平穩。是屬於重型。故而在其血氧飽和度持續下降時，給予轉院處理。

二、脈搏血氧定量計

脈搏血氧定量計是一個放在指尖的儀器，用來檢查心率和血氧量。當使用脈搏血氧定量計時，患者應注意所出現的症狀。

使用脈搏血氧定量計的步驟和注意事項：

1、使用脈搏血氧定量計前要先洗手。如果你的手不夠溫暖，你可以將手放在胸前幾分鐘。

2、啟動脈搏血氧定量計。

3、將脈搏血氧定量計夾在你的食指或中指上，該手指不應塗有指甲油或假甲。

4、讀取穩定後的顯示數值，並記錄讀數（血氧飽和度（SpO_2）和脈搏率）。

5、大多數人 SpO_2 為 95% 或以上。

6、如果兩次讀數都在 94% 或以下（幾次呼吸後及於其他手指量度），你須要盡快求醫。

7、如果你的 SpO_2 持續在 92% 或以下，請前往急症室。

三、血氧飽和度

血氧飽和度和體溫、脈搏、呼吸、血壓、疼痛並列為人體的六大生命體徵。可以說至關重要。血氧飽和度是血液中被氧結合的氧合血紅蛋白的容量佔全部可結合的血紅蛋白容量的百分比，即血液中血氧的濃度，它是呼吸迴圈的重要生理參數。監測動脈血氧飽和度可以對肺的氧合和血紅蛋白攜氧能力進行估計。正常人體動脈血的血氧飽和度為98%，靜脈血為75%。

四、不要過度依賴血氧飽和度等監測，需要綜合判斷

SpO2 的結果受到局部皮膚深色素、角質層厚度和患者活動的影響。有時並不能準確反應患者的即時情況。筆者曾經遇到這樣的情況。

曾經有一個老年患者，入院後整體情況一看就是很衰弱，但是監護的生命體徵都很不錯，血氧為97%。我一直感覺這個患者會出問題，所以做好了準備。結果半夜患者血氧持續下降，一度跌到82%。幸好，我早有準備，迅速的做出了處理。

五、中醫對於血氧飽和度降低的認識

血氧飽和度，是一個西醫名詞。從中醫角度看，血氧降低，主要還是肺氣虛損，導致氣血虧虛。治療上，需要解決肺氣虛損的原因。從新冠病來看，當然首先還是要治療原發病，根據辨證論治的原則進行處理，緊急情況下，可予以生脈散、獨參湯等予以救治。

醫案48
誤吸醫案

患者，男，88歲。2022年4月9日首診。

病史摘要

科興疫苗接種一次，末次疫苗接種日期：2022年3月11日；新冠檢測陽性日期：2022年4月7日；入院日期：2022年4月9日，轉院日期：2022年4月10日。

主要症狀： 患者不能言語，檢查不能配合。有輕微咳嗽，發熱，37.8℃；納一般，喜睡，大便難，小便尿不濕。脈數。

既往史： 高血壓、失智症、胸片陰影、前列腺肥大、缺血性心臟病、B型主動脈剝離、椎管狹窄、慢性硬膜下出血、貧血、腎功能不全。

診斷： 新型冠狀病毒感染。

證型： 風熱夾濕毒犯肺證。

治法： 疏風解表、清熱解毒。

方藥： 2版方案方B（銀翹散加減）。

治療經過

2022年4月10日，患者無發熱，但咳嗽加重，有嗆咳，有痰，痰黃色，有食物殘渣。血氧飽和度下降為91%。考慮患者既往有失智、腦血管意外等病史會造成吞咽困難，入院胸片顯示肺部有陰影，考慮患者可能為食物誤吸，給予吸痰吸氧等處理，並予以轉院。

醫論：論誤吸

一、誤吸概念

誤吸指進食或非進食時在吞咽過程中有液體、固體食物或分泌物、血液等誤入氣管，刺激氣道，引起嗆咳、氣喘甚至窒息。誤吸是老年吞咽障礙患者的

常見併發症，也是該類人群肺部感染的主要原因之一。據文獻報道，因誤吸所致吸入性肺炎死亡率可達 40% 至 50%，嚴重時可引起突然窒息。老年人是發生誤吸甚至死亡的高危人群。

二、誤吸的原因

（一）衰老性退行性變化

老年人的口腔、咽、喉與食管等部位的組織結構發生退行性改變，牙齒鬆動易脫落，黏膜萎縮變薄，神經末梢感受器的反射功能漸趨遲頓，肌肉變性，咽及食管的蠕動能力減弱，影響了食物的咀嚼和吞咽功能，加之喉保護性反射和吞咽功能的不協調，氣道反應性差，這些衰老性退行性變化，容易導致老年人的吞咽功能障礙，使老年人易發生誤吸。

（二）疾病

腦血管疾病、老年癡呆患者誤吸的發生率最高，慢性阻塞性肺疾病患者誤吸發生率亦較高。留置胃管後，可能會由於鼻飼管留置的長度、固定的情況，鼻飼液的溫度、流速量的不當及鼻飼的體位而引起誤吸。

（三）照顧者的認知不足

三、誤吸的急救

一旦誤吸發生，應立即檢查口內是否有異物，口內有異物時，用紗布或手帕包繞手指將異物取出（有假牙者先將假牙取出），不能取出時應拍背協助患者儘快咯出異物；亦可握拳放於患者的劍突下向膈肌方向猛力衝擊上腹部，造成氣管內強氣流，使阻塞氣道的異物咯出。採取緊急措施，如負壓吸引，吸氧，必要時氣管鏡吸出異物以搶救患者生命。

四、正確進食方式

　　進食時，應保持患者體位舒適，儘量取坐位或半臥位，頸部輕度屈曲；進食後，不要立即躺下，保持此種姿勢 30 至 60 分鐘。患者進食應在安定舒適的狀態下緩慢進行。餵飯時，態度要和藹親切、不急不躁；給雙目失明或眼部手術患者餵食時，每餵一口都要先用餐具或食物碰患者的嘴唇，以刺激知覺，促進舌的運動，然後將食物送進口腔。每勺飯量不要太多，速度不要太快，要給充足的時間進行咀嚼和吞咽，不要催促，動作要輕；對一些口唇不能緊閉、頰肌收縮無力的患者，應將調拌後的食物直接放入舌根附近，等待咽下反射。鼓勵進食時要細嚼慢咽。餵食後予溫水漱口或消毒棉球輕拭以清除口腔內食物殘渣，避免殘留的食物引起誤吸及口腔感染。對患者及照顧人員加強宣傳教育。

五、吞咽困難中醫治療

　　吞咽困難屬於中醫學「中風」「瘖痱」「舌瘖」「瘖啞」的範疇，是誤吸的主要原因。吞咽困難的病機特點為本虛標實，本病的病位雖在腦竅，但與肝腎密切相關，肝腎陰虛、氣血衰少為致病之本，風、火、痰、氣、瘀為發病之標。臨床治療多以化瘀祛痰、疏通經絡、補益氣血、利咽開竅、補腎健脾為主，通常採用地黃飲子、解語丹、補中益氣湯、會厭逐瘀湯、生脈散等，同時結合針刺治療。

醫案 49
咳血醫案

患者，男，78歲。2022年4月9日首診。

病史摘要

沒有注射疫苗；新冠檢測陽性日期：2022年4月3日；入院日期：2022年4月9日，16：48，轉院日期：2022年4月9日。

主要症狀：言語不清，無法有效問診；咳嗽、咳血痰三天（安老院姑娘代訴），痰呈黑紅色，有泡沫，有胸悶，無氣喘，納一般，寐一般，今日無大小便。舌淡紅，苔黃白厚膩。脈虛。

既往史：　心動過緩、胃炎、重度吸煙史。

診斷：　　新型冠狀病毒感染。

證型：　　疫毒閉肺，痰熱內結證。

　　　　　考慮患者咯血痰，病情不穩定，先密切觀察，未予用藥。

治療經過

患者到下午6點，咯血量約為160ml。考慮患者基礎病心動過緩、胃炎，無其他臨床資料，既往有重度吸煙史；2022年4月3日新冠陽性，至今日已有七天，症狀也未見緩解；咯血原因不明確，可能為新冠引起肺部損傷，也可能是肺部有其他病灶導致。經中西醫會診決定，予以轉院。

醫論：論唐容川治血四法

一、本案咳血

（一）概念

咳血又稱為咯血是指喉部以下的呼吸器官（即氣管、支氣管或肺組織）出血，並經咳嗽動作從口腔排出的過程。咯血不僅可由呼吸系統疾病引起，也可

由循環系統疾病、外傷以及其他系統疾病或全身性因素引起。應與口腔、咽、鼻出血以及嘔血相鑒別。

（二）咯血量

大咯血通常指在 24 小時內咯血量超過 600 至 800ml 或每次咯血量在 300ml 以上；小量咯血指每次咯血少於 100ml；中等量咯血指每次咯血 100 至 300ml。

本案患者，較短時間已咯血量達 160 毫升，至少是中等量咯血了，兼為老年人，新冠症狀重，病因不清，故應予以重視。

（三）大咯血處理

大咯血造成的直接危險主要是窒息和失血性休克，間接危險是繼發肺部感染或血塊堵塞支氣管引起肺不張，如為肺結核患者還可通過血行播散。

保持鎮靜，不要驚慌，令患者取臥位，頭偏向一側，鼓勵患者輕輕將血液咯出，以避免血液滯留於呼吸道內。如已知病灶部位則取患者側臥位，以避免血液流入健側肺內。如不明出血部位時則取平臥位，頭偏向一側，防止窒息。避免精神緊張，給予精神安慰，必要時可給少量鎮靜藥。密切觀察患者的咯血量、呼吸、脈搏等情況，防止休克的發生。保持呼吸道通暢。勿用力排便。

二、治血四法：止血、消瘀、寧血、補虛

清代唐容川在《血證論》中提出止血、消瘀、寧血、補虛的治血四法。唐氏認為吐血之時「惟以止血為第一要法。血止之後，其離經而未吐出者，是為瘀血，既與好血不相合，反與好血不相能……必亟為消除，以免後來諸患，故以消瘀為第二治法。止吐消瘀之後，又恐血再潮動，則須用藥安之，故以寧血為第三法。邪之所湊，其正必虛，夫血既多，陰無有不虛者矣，陰者陽之守，陰虛則陽無所附，久且陽隨而亡，故又以補虛為收功之法。四者乃通治血證之大綱」。止、消、寧、補治血四法，確實是通治血證之大綱。

（一）止血為首要任務

存得一分血，便保得一分命。在這種思想的指導下唐氏指出「惟第用止血庶血復其道，不至奔脫爾放，以止血為第一法」。止血有「急則治其標」的用意。並指出調和氣機與清熱降火是止血的常用方法。

（二）消瘀以消除後患

已動之血，有不能復還故道者，上則着於背脊胸隔之間，下則着於脅肋少腹之際，不必盡見疼痛，或流注四肢則為腫痛。凡有皮膚青紫，都是阻塞氣道，阻滯生機，久則變為骨蒸、乾血、疼痛，需要盡快去除瘀血。且經遂之中，既有瘀血存在，則新血不能安行無恙，最後必妄走而出現吐血、咳血等，故以去瘀為治血要法。這是消瘀為要法的理論依據。

（三）寧血以防再出血

唐容川指出在經歷了止血、消痕之後，為防止血復動，必須用藥安撫所以寧血為治血的第三法則。書中指出：「吐既止於既消，或數十日間，其血潮動而吐者，乃血不安其常故也。必用寧血之法使血得安乃愈。」在本法中，書中特別指出寧血最重要的是寧氣，《黃帝內經》謂沖為氣街，又謂衝為血海，氣逆血升，此血證之一大關鍵也。同時指出「血之所以不安，皆由氣之不安故也寧氣即是寧血」。力倡四磨湯降逆平沖而不傷陰動血，是該法不可多得的妙方。

（四）補血以收功

唐容川認為「邪之所湊，其氣必虛」。同時指出，離經之血有去無回，且在消瘀攻治的同時也會導致正氣虧虛，「非用封補滋養之法勿能完全」。唐容川補血強調對肺胃肝的調理。

總之唐容川治血四法，十分符合臨床，尊古而不拘泥於古，切實中肯。

第三章

浸大啟德病區總結

第一節
病區概述

　　2022 年 3 月 3 日，浸大申請進入啟德病區；3 月 21 日進場裝修，3 月 30 日，特首參觀啟德病區；2022 年 3 月 31 日病房正式啟用。先後進駐兩批隊員，醫師 15 人，研究人員 3 人，藥房人員 3 人；護士 49 人，照顧員 160 人。擁有病床 393 張，研究病床 8 張；2022 年 5 月 31 日，病區關閉。

　　啟用期間，浸大醫療團隊共服務患者 146 人。其中，浸大病房收治病人 95 人，常規出院 56 人，轉出病人 39 人；其中男性 36 人，女性 59 人；平均年齡：84.34±9.54 歲，年齡最大 100 歲，最小 44 歲。中醫會診靈實病房 45 人，其中男性 15 人，女性 30 人；平均年齡：85.11±9.89 歲，年齡最大 100 歲，最小 54 歲。東華病房 1 人，女性，94 歲。

　　病房患者共患有 371 種西醫診斷疾病，治療用西藥共 92 種；最多的一位患者診斷有 50 種疾病；一位患者最多 1 天服用 24 種西藥，47 片藥，共 8351.25mg。

　　我們的醫案，包括常規出院醫案和轉出患者醫案。常規出院醫案，是指新型冠狀病毒感染經過治療後痊癒的醫案。其中有通過臨床研究，對病房長者生理和病理特徵的總結，對病房長者症狀特點的總結、疾病特點的總結、典型症狀的總結、用藥狀況的總結、所患疾病的總結，以及中醫的預防、治療和康復的方法。

　　啟德病房，開創了香港第一次中醫進駐病房，第一次中醫為主管理病房，第一次中西醫合作診治病人，第一次建立中醫病房制度，第一次構建中醫檔案群，當然也是我們第一次全面全方位即時的觀察研究中醫藥治療病人狀況。

　　我們發現：

一、該是重視老年人以及老年病的時候了

　　研究老年人以及老年病，是一個緊急的、重要的、前沿醫學課題，也是一

個重要的社會課題。當前對於老年病的研究，只能說是剛剛起步，以前的診療指南、方案、共識主要針對的都是成年人，而非老年人。

二、新型冠狀病毒感染症狀和老年綜合症需要鑑別

新型冠狀病毒感染的長者出現的口乾、納差、便秘、乏力、消瘦、瘙癢、身痛、受傷（骨折和肌肉損傷），並不是單純是新型冠狀病毒感染所導致的，而是老年機體退化的表現，可以稱之為老年綜合症。

由於年齡的逐年增長，身體機能的退化，老年人臨床最常見的就是納差、便秘、不寐這三個症狀。在這三個症狀的長期影響下，就會導致老年人肌肉流失、力量減少、消瘦等老年疾病。厭食、便秘、失眠，是老年人最常見的症狀，並不是新型冠狀病毒感染導致。這個三個症狀，也應為臨床醫生所重視和研究。釐清了新冠疾病症狀和老年病的區別和聯繫。

三、抑鬱、失智、痛症、瘙癢症、壓瘡、尿路感染、外傷等，是老年人最常見的疾病，老年綜合症是應該我們研究比較緊迫的一個重要方向

老年機體的退化，給我們臨床用藥提出了要求，需要研究給出老年的用藥劑量和用藥方案。根據臨床觀察，患者都具有不同程度的抑鬱和失智，另外痛症和瘙癢，也比較常見，這與老年人身體退化，以及和社會、家庭接觸較少所導致。壓瘡和尿路感染，是長期臥床及應用尿不濕導致，需要社會和家庭去關懷，照顧他們，提高他們的心理健康，只有提高心理健康，生理上的健康，才更容易康復。

四、共病和多重用藥

一個長者，患有多個疾病，服用多種藥物。我們在病房中發現，一個長者最多被診斷有 50 種疾病，服用 27 種藥物。共病和多重用藥，這已經是臨床常見的問題。疾病與疾病之間，藥物與藥物之間，有甚麼聯繫，有甚麼相互作用，有甚麼相互損害，這些都是重要的命題。

五、精神情緒問題

長者個體的變化，家庭經濟、成員之間的耐受性包容性，社會對老年人及老年病的重視程度，政府如何參與和引導，大的方面說可以影響社會的穩定、

社會的和諧、社會價值觀的導向，甚至是社會發展的趨勢。

六、轉院醫案

　　轉院醫案可以說是治療沒有達到預期目的的醫案，也可以是不成功的醫案。不成功，反而會更有價值，對後來者更有警醒作用，從而達到響鼓重錘、醍醐灌頂的目的。成功醫案，讓我們學到正確的治療方法，不成功的醫案，讓我們領悟我們的盲點，包括護理、包括口頭告知、包括飲食、包括說話，點點滴滴，看似瑣碎，實則都會對病人造成傷害，甚至死亡。

患者轉院原因

序號	歸類	原因	合計例數
1	神志	失眠，譫妄，但進食少，少尿	2
2		煩躁、意識混亂，進食少	
3	體溫	發熱，氣促，SpO2：88%	6
4		發熱，痰瀦留，菌血症，吞咽功能差	
5		低熱，進食少，脫水狀，尿少	
6		發熱，SpO2：91%	
7		發熱，咳嗽咳痰，入量少	
8		發熱，氣促，SpO2：90%	
9	心率	心動過緩，P：43 次 / 分。進食少，尿量少	2
10		進食少，P：48 次 / 分	
11	SpO2	SpO2：91%	5
12		氣促，SpO2：86%，2 天前發現硬幣大小的咯血	
13		氣促，SpO2：88%	
14		SpO2：88%	
15		SpO2：90%，吸氧後 SpO2：97%，嗜睡，短氣懶言，BP：158/72mmHg，P：47 次 / 分，R：16 次 / 分	
16	咳嗽	咳嗽，咳痰，血氧低 SpO2： 90%	4
17		進食嗆咳，脫水狀，發熱	
18		咳嗽，不能自主排痰，SpO2：91%	
19		咳嗽咳痰，進食少，一般情況差	
20	咯血	胸悶，痰黑色且有血絲，每天可達半湯匙，P：49 次 / 分	2
21		咯血痰，發熱	
22	血壓	藥物降血壓不滿意，BP：170-200，主動脈瘤病史	3
23		BP：84/41mmHg，P：61 次 / 分	
24		低血壓，BP：87/52mmHg，P：112 次 / 分，大便嵌塞	
25	進食	進食少，進食後需要咳嗽，進食後嘔吐，出現噎嗆，SPO2：89%。考慮食物梗塞	2
26		進食少，一般情況差	

（續上表）

序號	歸類	原因	合計例數
27	小便	12h 無尿	4
28		進食少，入量少，無尿	
29		進食少，入量少，排尿和排便減少	
30		少尿，無尿	
31	血尿	持續性血尿，膀胱可觸及	1
32	皮膚	背部有多處水泡，考慮大疱性天疱瘡	1
33		腹部、臀部和頸部皮膚瘙癢、紅斑。皮疹：疥瘡	
34	痛症	進食少，無尿，血尿，腹痛	3
35		嘔吐 2 次未消化食物，左側腹痛，考慮急性胰腺炎	
36		左手腫痛，考慮痛風	
37	其他	外傷：右腕關節疼痛	3
38		低血糖	
39		左下肢水腫：考慮深靜脈血栓	

患者西醫診斷病名列表

啟德病房西醫診斷病名共有 371 種。

序號	Diagnosis	西醫診斷病名
1	Abdominal Aortic Aneurysm	腹主動脈瘤
2	Abdominal Pain	腹痛
3	Abrasion	擦傷
4	Abscess of Eyelid	眼瞼膿腫
5	Abscess of Lung	肺膿腫
6	Accident	意外
7	Acute Appendicitis with Generalized Peritonitis	急性闌尾炎並廣泛性腹膜炎
8	Acute Bronchitis	急性支氣管炎
9	Acute Canaliculitis	急性淚小管炎
10	Acute Cerebrovascular disease	急性腦血管疾病
11	Acute Cholangitis	急性膽管炎
12	Acute Cholecystitis	急性膽囊炎
13	Acute Coronary Syndrome	急性冠脈綜合症
14	Acute Dacryocystitis	急性淚囊炎
15	Acute Gingivitis	急性牙齦炎
16	Acute Interstitial Nephritis	急性間質性腎炎
17	Acute Renal Failure	急性腎衰竭
18	Acute Retention of Urine	急性尿滯留
19	Acute Suppurative Appendicitis	急性化膿性闌尾炎
20	Acute Upper Respiratory Infection	急性上呼吸道感染
21	Adjustment Disorder with Depressed Mood	適應障礙症並憂鬱情緒
22	Adrenal Adenoma	腎上腺腫瘤
23	Age-related Cognitive Decline	老年認知退化

序號	Diagnosis	西醫診斷病名
24	Allergic Rhinitis	過敏性鼻炎
25	Allergy	過敏
26	Alpha Thalassaemia Trait	重度 α 型地中海型貧血症
27	Anaemia	貧血
28	Anastomotic leakage, post-p, GI tract	術後胃腸道吻合口斷離
29	Angina	心絞痛
30	Angioneurotic Oedema	血管神經性水腫
31	Ankle Pain	腳踝痛
32	Anxiety	焦慮症
33	Anxiety state	焦慮狀態
34	Aortic Aneurysm	主動脈瘤
35	Aortic Valve Stenosis	主動脈瓣狹窄
36	Aphakia	先天性眼晶體缺失
37	Appendicectomy	闌尾切除術
38	Arm Pain	手臂痛
39	Arthritis	關節炎
40	Articular cartilage disorder	關節軟骨炎
41	Assault	襲擊他人
42	Asthma	哮喘
43	Asymptomatic bradycardia	無症狀性心跳過緩
44	Atrial fibrillation	心房纖維性顫動
45	Atrial flutter	心房撲動
46	Avascular necrosis of hip	髖關節骨頭缺血性壞死
47	Back and leg pain	腰腿痛
48	Bacteraemia	菌血症
49	Barrett Oesophagus	巴雷斯特食道症
50	Benign Prostatic Hypertrophy	良性前列腺肥大
51	Benign Tumor of Soft Tissue involving lower limb	下肢軟組織良性腫瘤
52	Bilateral Inguinal Hernia	雙側腹股溝疝
53	Biliary Stone	膽石症
54	Bladder Neck Stenosis	膀胱頸狹窄
55	Bladder Outflow Obstruction	膀胱出口梗阻

序號	Diagnosis	西醫診斷病名
56	Blind Hypertensive Eye	高血壓眼
57	Blurring of vision	視覺模糊
58	Bradycardia	心跳過緩
59	Brain Tumor	腦癌
60	Breast Cancer	乳癌
61	Bronchiectasis	支氣管擴張
62	Bullous pemphigoid	類天皰瘡
63	Burns	燒傷
64	Cancer of Corpus Uteri	子宮癌
65	Cancer of Larynx	咽喉癌
66	Cancer of Rectum	直腸癌
67	Cancer of Urinary Bladder	膀胱癌
68	Carcinoma of Rectosigmoid Colon	直腸乙狀結腸癌
69	Cellulitis & Skin abscess	蜂窩組織炎及皮膚膿瘍
70	Cerebral Thrombosis with Cerebral Infarction	腦血栓形成合併腦梗死
71	Cerebrovascular disease	腦血管疾病
72	Cervical Spondylosis	頸椎病
73	Cervical Spondylotic Radiculopathy	神經根型頸椎病
74	Chest Discomfort	胸部不適
75	Chest Pain	胸痛
76	Cholangiocarcinoma	膽管癌
77	Cholecystectomy	膽囊切割術
78	Chronic angle-closure glaucoma	慢性閉角型青光眼
79	Chronic Dacryoadenitis	慢性淚腺炎
80	Chronic Dislocation of Shoulder	慢性肩關節脫位
81	Chronic Enlargement of Lacrimal Gland	淚腺肥大
82	Chronic Kidney Disease	慢性腎病
83	Chronic Obstructive Pulmonary Disease	慢性阻塞性肺病
84	Chronic Pharyngitis	慢性咽炎
85	Closed Colles' Fracture	閉合性橈骨下段骨折
86	Closed Dislocation of Acromioclavicular Joint	肩鎖關節閉合性脫位
87	Closed Dislocation of jaw	閉合性下頜關節脫位

序號	Diagnosis	西醫診斷病名
88	Closed Fracture of Rib	閉合性肋骨骨折
89	Closed Fracture of Scapula	閉合性肩胛骨骨折
90	Closed Pelvic Fracture	閉合性骨盆骨折
91	Colon Cancer	大腸癌
92	Colonic Haemorrhage	大腸出血
93	Colonic Polyp	腸道息肉
94	Common Bile Duct Obstruction	膽總管梗阻
95	Congestive Heart Failure	心臟衰竭
96	Conjunctivitis	結膜炎
97	Constipation	便秘
98	Contact Dermatitis and Eczema	接觸性皮炎合併濕疹
99	Contusion	挫傷
100	Contusion of Chest Wall	胸壁挫傷
101	Contusion of Knee	膝部挫傷
102	Contusion of Shoulder	肩部挫傷
103	Contusion of Trunk, Back	脊柱挫傷
104	Convulsion	抽搐
105	Corneal Abrasion	眼角膜擦傷
106	Coronary Atherosclerosis	冠狀動脈粥樣硬化
107	Cough	咳嗽
108	Cyst/Mucocele of Nasal Sinus	鼻竇囊腫
109	Decubitus Ulcer	褥瘡
110	Deep Vein Thrombosis of Limbs	下肢深靜脈血栓
111	Dehydration	脫水
112	Delirium	譫妄
113	Delusional Disorder	妄想症
114	Dementia	失智症
115	Depression	抑鬱症
116	Depressive Episode	抑鬱發作
117	Diaphragmatic Pain	橫膈膜痛
118	Dilate Common Bile Duct	膽總管擴張
119	Disorder of Circulatory System	循環系統疾病

序號	Diagnosis	西醫診斷病名
120	Disorder of Lacrimal System	淚道系統疾病
121	Disorder of Lipid Metabolism	脂代謝失常
122	Distention of Colon	腸阻塞
123	Diverticulosis of Colon	大腸憩室症
124	Dizziness	頭暈
125	Drug-induced Parkinsonism	藥物引起的巴金森氏症
126	Drug-induced skin rash	藥物性皮炎
127	Duodenitis	十二指腸炎
128	Dyspepsia	消化不良
129	Dysphagia	吞咽障礙
130	Dysphasia	失語症
131	Dyspnoea	呼吸困難
132	Dysthymic Disorder	低落性情感疾患
133	Ectopic Pancreas	異位胰腺
134	Oedema of Lower Limb	下肢水腫
135	Endometritis	子宮內膜炎
136	Eosinophilia	嗜酸性白血球血症
137	Epididymitis	附睾炎
138	Epididymo-orchitis	副睾睪丸炎
139	Epilepsy	癲癇
140	Epiphora due to insufficient drainage	淚溢由於引流功能不全
141	Epistaxis	鼻出血
142	Escherichia coli infection	大腸桿菌感染
143	Fall	跌倒
144	Fatty Liver	脂肪肝
145	Fever	發熱
146	Food bolus obstruction of Intestine	食物團性腸梗阻
147	Foot ulcer	足部潰瘍
148	Foreign body in Pharynx	咽部異物
149	Fracture of Femur	股骨骨折
150	Fracture of forearm	前臂骨折
151	Fracture of Humerus	肱骨骨折

序號	Diagnosis	西醫診斷病名
152	Fracture of neck of Femur	股骨頸骨折
153	Fracture of neck of Radius	橈骨頸骨折
154	Gall bladder Adenomyomatosis	膽囊腺肌瘤
155	Gall bladder Polyp	膽囊息肉
156	Gastric Erosion	胃潰瘍
157	Gastric Polyp	胃息肉
158	Gastric ulcer	胃潰瘍
159	Gastritis	胃炎
160	Gastroeneritis and colitis	腸胃炎並大腸炎
161	Gastroeneritis of presumed infectious origin	細菌性腸胃炎
162	Gastrointestinal stromal Tumour	胃腸道間質腫瘤
163	Gastrointestional Bleeding	消化道出血
164	Gestational Hypertension	妊娠高血壓
165	Gestational Proteinuria	妊娠蛋白尿
166	Glaucoma	青光眼
167	Goitre	甲狀腺腫
168	Gout	痛風
169	Gouty arthritis	痛風性關節炎
170	Haemangioma of Liver	肝血管瘤
171	Haematuria	血尿
172	Haemoptysis	咯血
173	Haemorrhoid	痔瘡
174	Hand fracture	手部骨折
175	Head Injury	頭部受傷
176	Headache	頭痛
177	Hearing Loss	耳聾
178	Heat Stroke	中暑
179	Hematometra	子宮積血
180	Hemianopia	偏盲
181	Hepatitis	肝炎
182	Herpes Zoster	帶狀皰疹
183	Hiatus Hernia	食道裂孔疝氣

序號	Diagnosis	西醫診斷病名
184	Hip fracture	髖關節骨折
185	Hip Joint Pain	髖關節痛
186	Hydrocephalus	腦積水
187	Hydronephrosis	腎積水
188	Hydroureter	輸尿管積水
189	Hyperglycaemia	高血糖
190	Hyperkalaemia	高血鉀
191	Hyperlipidaemia	高血脂
192	Hyperplasia of Prostate	前列腺增生
193	Hypertension	高血壓
194	Hypocalcaemia	低血鈣
195	Hypoglycaemia	低血糖
196	Hypokalaemia	低血鉀
197	Hypomagnesaemia	低血鎂
198	Hyponatremia	低血鈉
199	Hypoparathyroidism	副甲狀腺功能低下
200	Hypotension	低血壓
201	Hypothyroidism	甲狀腺功能低下症
202	Impacted Cerumen	耳垢栓塞
203	Impaired Fasting Glucose	空腹血糖異常
204	Impaired Liver Function	肝功能不全
205	Impotence	陽痿
206	Infection due to Enterococcus	腸球菌感染
207	Infectious inflammation of Vertebra and Intervertebral Disc	脊柱及椎間盤炎
208	Influenza A	甲型流感
209	Inguinal hernia	腹股溝疝氣
210	Insomnia	失眠
211	Intervertebral disc disorder with myelopathy, lumbar region	腰椎間盤突出症並脊髓病變
212	Intestinal Obstruction	腸道阻塞
213	Intracerebral Haemorrhage, intra-ventricular, non-traumatic	腦室內出血

序號	Diagnosis	西醫診斷病名
214	Intracranial Haemorrhage, non-traumatic	顱內出血
215	Intraductal Papillary Mucinous Neoplasm of Pancreas	胰管內乳突狀黏液性瘤
216	Iron Deficiency Anaemia	缺鐵性貧血
217	Ischemia Heart Disease without angina	無心絞痛的缺血性心臟病
218	Ischemic Heart Disease	缺血性心臟病
219	Ischemic stroke	缺血性中風
220	Jaw Pain	顳頜關節痛
221	Klebsiella pneumoniae septicaemia	克雷伯氏肺炎桿菌
222	Knee Effusion	膝關節積水
223	Knee Pain	膝關節疼痛
224	Laceration	撕裂傷
225	Lateral thigh and buttock pain	外側腰臀痛
226	Leg Ulcer	腿部潰瘍
227	Letinal Detachment	視網膜脫離
228	Leukaemia	白血病
229	Leukocytosis	白血球增多症
230	Liver Cyst	肝臟囊腫
231	Loin Pain	腎絞痛
232	Loss of consciousness	失去意識
233	Low Back Pain	下背痛
234	Lower Limb Weakness	下肢無力
235	Lower Lip Laceration	下唇撕裂傷
236	Lower Lumbar Spinal pain	下腰椎痛
237	Lower Urinary Tract Symptoms	下泌尿道症候群
238	Lumbar Spondylosis	腰椎病
239	Macular Puckering of Retina	黃斑皺褶
240	Male Erectile Disorder	勃起功能障礙
241	Melaena	黑糞症
242	Meningitis	腦膜炎
243	Mental Retardation	智能遲滯
244	Myocardial Infarction	心肌梗死
245	Nasal Bone Fracture	鼻骨骨折

序號	Diagnosis	西醫診斷病名
246	Nausea and Vomiting	噁心嘔吐
247	Neck pain	頸痛
248	Numbness	麻痺
249	Obesity	肥胖
250	Obstructive Jaundice	阻塞性黃疸
251	Obstructive Sleep Apnoea Syndrome	睡眠窒息症
252	Oesophageal Reflux	胃食道逆流
253	Oesophagitis	食道炎
254	Oliguria	少尿症
255	Oral Aphthae	口腔潰瘍
256	Organic Depressive disorder	器質性抑鬱症
257	Osteoarthritis of Knee	膝關節退行性炎
258	Osteoarthritis	骨關節炎
259	Osteoporosis	骨質疏鬆症
260	Otalgia	耳痛
261	Ovarian cyst	卵巢囊腫
262	Palpitation	心悸
263	Parkinson's Disease	巴金森氏症
264	Paroxysmal Supraventricular Tachycardia	陣發性室上性心搏過速
265	Pelvic Inflammatory Disease	盆腔炎
266	Peptic Ulcer	消化性潰瘍
267	Per Rectal Bleeding	直腸出血
268	Perforation of Tympanic Membrane	鼓膜穿孔
269	Peripheral Vascular Disease	周邊動脈疾病
270	Peripheral Vertigo	末梢性眩暈
271	Phimosis	包莖
272	Plantar Fasciitis	足底筋膜炎
273	Pleural Effusion	胸腔積液
274	Pneumonia	肺炎
275	Pneumothorax	氣胸
276	Post Herpetic Neuralgia	帶狀皰疹後神經痛
277	Postmenopausal Bleeding	更年期後出血

（續上表）

序號	Diagnosis	西醫診斷病名
278	Postoperative Haemorrhage	手術後出血
279	Posttraumatic Wound Infection	創傷後傷口感染
280	Proctitis	直腸炎
281	Prolapse of Intervertebral Disc	椎間盤突出症
282	Prostatism	前列腺病態
283	Pseudo-obstruction of Colon	大腸假性阻塞
284	Pseudomonas Septicaemia	假單胞菌敗血症
285	Psoriasis	銀屑病
286	Pterygium	翼狀　肉
287	Ptosis of Eyelid	眼簾下垂
288	Pulmonary Aspiration	吸入性肺炎
289	Pulmonary Tuberculosis	肺結核
290	Pure Hypercholesterolaemia	高膽固醇
291	Pyloric stenosis	幽門狹窄
292	Pyloric ulcer	幽門潰瘍
293	Pyogenic Granuloma of Skin and Subcutaneous Tissue	化膿性肉芽腫
294	Pyometra	子宮積膿
295	Radial Nerve Palsy	橈神經麻痹
296	Rash	紅疹
297	Rectal Polyp	直腸息肉
298	Recurrent Depressive Disorder	復發性抑鬱障礙
299	Recurrent Dislocation of Temporomandibular joint	反覆性顳頜關節脫位
300	Recurrent Pyogenic Cholangitis	復發性化膿性膽管炎
301	Renal Cyst	腎臟囊腫
302	Renal Impairment	腎功能不全
303	Renal Stone	腎結石
304	Respiratory Failure	呼吸衰竭
305	Retention of Urine	尿瀦留
306	Retinal Defect	視網膜損傷
307	Rhabdomyolysis	橫紋肌溶解
308	Ruptured Sigmoid Diverticulitis	憩室炎並乙狀結腸破裂

序號	Diagnosis	西醫診斷病名
309	Sarcopenia	肌肉減少症
310	Scabies	疥瘡
311	Scald, accident	意外燙傷
312	Schizophrenia	精神分裂症
313	Sciatica	坐骨神經痛
314	Secondary Hyperparathyroidism	繼發性副甲狀腺功能亢進
315	Secondary Thrombocytopenia	繼發性血小板缺少症
316	Senile Cataract	老年性白內障
317	Senile Entropion	老年瞼內翻
318	Sepsis/Septicaemia	敗血症
319	Septic Arthritis of Lumbar Zygapophysial Joint	腰椎關節突間敗血性關節炎
320	Severe Depressive Episode with Psychotic Symptoms	重度抑鬱
321	Shoulder Pain	肩痛
322	Skin Nodule	皮膚結節
323	Small Kidney	小腎症
324	Spinal stenosis	椎管狹窄
325	Spine Fracture	脊柱骨折
326	Spondylolisthesis	脊椎滑脱症
327	Sprain Ankle	腳踝扭傷
328	Sputum Retention	痰液潴留
329	Stenosis of Lacrimal Punctum	淚管閉塞
330	Stenosis of Nasolacrimal Duct	鼻淚管阻塞
331	Stridor	喘鳴
332	Stroke	中風
333	Subarachnoid Haemorrhage	蜘蛛膜下腔出血
334	Subconjunctival Haemorrhage	結膜下出血
335	Symptomatic Sinus Bradycardia	竇性心搏過緩
336	Syncope	昏厥
337	Syndrome of Inappropriate Secretion of Anti-diuretic Hormone	抗利尿激素分泌不當綜合症
338	Syphilis	梅毒
339	Tear Film Insufficiency	淚膜功能不全

序號	Diagnosis	西醫診斷病名
340	Tear of Anterior Cruciate Ligament	前十字韌帶斷裂
341	Tendency to Fall	跌倒傾向
342	Thigh Pain	大腿痛
343	Thyroid Nodule	甲狀腺結節
344	Thyrotoxicosis	甲狀腺毒症
345	Tibia & Fibula Fracture	脛腓骨骨折
346	Toothache	牙痛
347	Trachea Stenosis	氣管收窄
348	Tremor	震顫
349	Tuberculosis of Pleura	結核性胸膜炎
350	Tuberculous Spine	結核性脊椎炎
351	Type I Diabetes Mellitus	1 型糖尿病
352	Type II Diabetes Mellitus	2 型糖尿病
353	Upper Airway Obstruction	上氣道阻塞
354	Upper Respiratory Tract Infection	上呼吸道感染
355	Ureteric stricture	輸尿管狹窄
356	Urethral Stricture	尿道狹窄
357	Urinary Tract Infection	尿道感染
358	Urticaria	蕁麻疹
359	Varicella	水痘
360	Varicose Veins of Lower Limb	下肢靜脈曲張
361	Vasovagal Attack	血管迷走神經性暈厥
362	Ventricular Premature Beats	心室早期收縮
363	Vertigo	眩暈
364	Vestibular Neuronitis	前庭神經炎
365	Viral Hepatitis B Carrier	乙型肝炎病毒攜帶
366	Vitamin B12 deficiency	維他命 B12 缺乏
367	Vitreous Floaters	飛蚊症
368	Vitreous Haemorrhage	玻璃體出血
369	Wheezing Bronchitis	支氣管哮喘
370	Wound due to dog bite	狗咬傷
371	Wrist Fracture	腕骨骨折

患者未服中藥原因

　　說明：未服中藥 14 人，其中 7 人轉院，7 人常規出院。未服中藥原因：病情危重無法服用中藥 1 人；4 人入院時拒服中藥，後 2 人受其他患者影響，亦服用中藥；1 人因膝痛難忍，同意服用中藥，後出現皮疹，停藥 1 天，皮疹緩解後，繼續服用中藥；1 人先拒服，後同意服用 4 天後，又拒服。味道苦，1 人；服藥後欲嘔，納差，1 人；藥後咳嗽痰多 1 人。

序號	入院時間	年齡	性別	未服中藥原因	出院方式
1	2022-03-31	91	男	本人及家人拒服中藥，拒食。	轉院
2	2022-03-31	91	女	自訴服中藥後大便難解。	轉院
3	2022-04-03	97	女	醫學觀察。	轉院
4	2022-04-08	88	女	入院拒絕服用中藥。	轉院
5	2022-04-08	100	男	拒服中藥。	轉院
6	2022-04-08	95	女	服中藥後嘔吐中藥，停藥觀察。	轉院
7	2022-04-04	87	女	拒絕服用中藥，6/4 同意服中藥。	轉院
8	2022-04-06	70	男	11/4 拒服中藥，16/4 同意服中藥，20/4 拒服中藥。	常規
9	2022-04-26	68	女	入院拒服中藥，28/4 因疼痛同意，同意服中藥，30/4 出皮疹紅癢，停藥 1 天觀察，皮疹緩解，31/4 出院。	常規
10	2022-04-01	81	男	味道苦。	常規
11	2022-04-08	92	女	入院拒絕服用中藥，15/4 同意服中藥；原因不明。	常規
12	2022-04-02	87	女	本人拒絕吃中藥，抗拒問診及檢查舌象。	常規
13	2022-04-04	95	女	服藥後欲嘔納差。	常規
14	2022-04-05	73	男	自述藥後咳嗽痰多。	常規

患者所用西藥列表

病房患者所用西藥共 92 種。

序號	藥名	中文名
1	Acetylcysteine sugar free（Fluimucil A）	乙酰半胱氨酸顆粒
2	Allopurinol	別嘌呤醇
3	Alpha tocopheryl acetate（D）（Vitamin E）	維生素 E
4	Alprazolam（Xanax）	阿普唑侖
5	Aluminium/magnesium hydroxide and simethicone（Triact）	鋁／鎂氫氧化物和二甲基矽油
6	Amitriptyline	阿米替林
7	Amlodipine besylate（Norvasc）	苯磺酸氨氯地平
8	Ammonia & ipecacuanha mixture	阿摩尼亞與吐根酊混合劑
9	Aqueous cream	水性乳霜
10	Aripiprazole	阿立哌唑
11	Ascorbic acid（Vitamin C）	抗壞血酸（維生素 C）
12	Aspirin	阿司匹林
13	Atenolol	阿替洛爾
14	Atorvastatin（Lipitor）	阿托伐他汀（立普妥）
15	Augmentin	奧格門汀
16	Baclofen	貝可芬
17	Bemzydamine HCL（Difflam）	嗎氯貝胺
18	Betamethasone valerate（Betnovate）	戊酸倍他米松
19	Bisacodyl（Dulcolax）	比沙可啶
20	Brinzolamide	布林佐胺
21	Bromhexine（Bisolvon）	溴己新
22	Calcium carbonate + Vitamin D	碳酸鈣 + 維生素 D
23	Carvedilol	卡維地洛

序號	藥名	中文名
24	Cetirizine	鹽酸西替利嗪
25	Chlorpheniramine maleate（Piriton）	氯苯那敏
26	Clonazepam	氯硝西泮
27	Clotrimazole	克霉唑
28	Colchicine	秋水仙鹼
29	Codaewon	咳敵王
30	Combigan	康比根
31	Crotamiton（Eurax）	丁烯醯苯胺
32	Daktacort	達克特（氫化可的鬆藥膏）
33	Dequalinium chloride（Dequadin）	地喹氯銨
34	Desvenlafaxine succinate（Pristiq）	琥珀酸去甲文拉法辛
35	Dexlansoprazole（Dexilant）	右蘭索拉唑
36	Dextromethorphan	右美沙芬
37	Dhasedyl	止咳糖漿（含異丙嗪、可待因和麻黃鹼）
38	Diphenhydramine compound（Benadryl expectorant）	複方苯海拉明（苯那君祛痰劑）
39	Dimethylpolysiloxane（Gasteel）	二甲基聚矽氧烷
40	Diltiazem hcl	鹽酸地爾硫
41	Docusate sodium	多庫酯鈉
42	Doxazosin mesylate, gits（Cardura XL）	甲基硫酸多沙唑嗪
43	Duloxetine	度洛西汀
44	Famotidine（pepcidine）	法莫替丁
45	Fluocinolone	醋酸氟輕鬆
46	Genteal Eye gel	Genteal 消炎抗生素滴眼液
47	Glyceryl trinitrate（TNG）	三硝酸甘油酯
48	Ibuprofen	布洛芬
49	Heparinoid（Hirudoid）	類肝素（水蛭素）
50	Hypromellose	羥丙甲纖維素
51	Isosorbide mononitrate（Elantan）	單硝酸異山梨酯
52	Lactulose	乳果糖
53	Levofloxacin	左氧氟沙星
54	Lisinopril（Zestril）	賴諾普利片（捷賜瑞）
55	Loperamide	洛哌丁胺

序號	藥名	中文名
56	Lorazepam	勞拉西泮
57	Loratadine	氯雷他定
58	Losartan potassium	氯沙坦鉀
59	Lysozyme chloride	溶菌酶
60	Madopar	馬多帕爾
61	Magnesium trisilicate	三矽酸鎂
62	Memantine	美金剛
63	Metformin HCL	鹽酸二甲雙胍
64	Methyl salicylate compound（Analgesic balm）	水楊酸甲酯化合物（鎮痛膏）
65	Metoclopramide	甲氧氯普胺
66	Metoprolol（Betaloc zok）	美托洛爾（倍他樂克）
67	Mirtazapine（Remeron soltab）	米氮平（瑞美隆）
68	Molnupiravir	莫納皮拉韋
69	Ofloxacin（Tarivid）	氧氟沙星
70	Pantoprazole sodium sesquihydrate（Pantoloc）	泮托拉唑鈉倍半結晶水合物
71	Pantoprazole	泮托拉唑
72	Paracetamol（Panadol）	撲熱息痛（必理通）
73	Paraffin soft white（Vaseline）	白軟石蠟（凡士林）
74	Paroxetine HCL（Seroxat）	鹽酸帕羅西汀（賽樂特）
75	Paxlovid	利托那韋／奈瑪特韋
76	Permethrin	苄氯菊酯（百滅寧）
77	Phensedyl	芬太尼
78	Pholcodine HCL（Bisolvon）	鹽酸溴己新（溴己銨，溴苄環己銨，必嗽平）
79	Prazosin HCL（Minipress）	鹽酸哌唑嗪（ 脈寧平錠）
80	Pregabalin	普瑞巴林
81	Quetiapine fumarate	喹硫平
82	Rosuvastatin calcium（Crestor）	瑞舒伐他汀鈣（冠脂妥）
83	Salbutamol sulphate（Ventolin）	硫酸沙丁胺醇吸入氣霧劑（萬托林）
84	Senna	番瀉葉
85	Simvastatin（Zocor）	辛伐他汀（塞瓦停，舒降脂）
86	Spironolactone（Aldactone）	螺內酯（安體舒通）
87	Thymol gargle	麝香草酚（漱口）

（續上表）

序號	藥名	中文名
88	Tiotropium bromide	噻托溴胺
89	Tramadol HCL	鹽酸曲馬多
90	Trazodone	曲唑酮
91	Zopiclone（Imovane）	佐匹克隆

常用西藥基本說明

類別	西藥英文名稱	西藥中文名稱	常用劑量（成人）	
新冠口服藥	1. Molnupiravir	莫納皮拉韋	1600mg/day	
	2. Paxlovid	利托那韋／奈瑪特韋	300mg＋100mg ritonavir/day，肝腎功能低下不建議 使用	
傷風感冒藥	1. Acetylcysteine sugar free（Fluimucila）	乙醯半胱氨酸顆粒	600mg/day，PRN	
	2. Ammonia & Ipecacuanha Mixture	阿摩尼亞與吐根酊混合劑	10-40mL/day	
	3. Bromhexine（Bisolvon）	溴己新	24-48mg/day	
	4. Codaewon	咳敵王	2tabs，TID	
	5. Dextromethorphan	右美沙芬	15mg，TID，PRN Max.120mg/day	
	6. Dhasedyl	含異丙嗪、可待因和麻黃鹼	5-10mL，TID/QID	
	7. Phensedyl	含可待因和氯苯那敏	10-20mL/day	
	8. Pholcodine HCL	福爾可定	2-10m，TID/QID	
消炎止痛藥	1. Aspirin	阿司匹林	300-650mg/4-6 hrs Max. 4g/day	
	2. Ibuprofen	布洛芬	200-800mg，QID Max.3200mg	
	3. Lysozyme chloride	溶菌酶	60mg，TID，PRN	
	4. Paracetamol	撲熱息痛	2000-4000mg/day，肝功能低下者劑量按體重而定	

作用	副作用
新冠口服藥	腹瀉、頭暈、噁心
新冠口服藥	高血壓、腹瀉、味覺障礙、肌肉痠痛
痰性咳嗽	噁心、嘔吐、皮疹、腸胃症狀、發熱
痰性咳嗽	噁心嘔吐、呼吸道刺激、胸痛、呼吸困難、心跳過速、低血壓、腹瀉、頭痛、疲倦
痰性咳嗽	腸胃不適、AST 暫時增高、頭痛、頭暈、出汗多、過敏反應
痰性咳嗽	困倦、皮疹、噁心、嘔吐、厭食、頭暈
乾咳	頭暈、困倦、便秘
痰性咳嗽	便秘、嗜睡、頭暈、口乾、興奮、精神錯亂、胃腸道紊亂、心悸、排尿困難、肌肉無力、震顫、煩躁
乾咳、過敏症狀：流鼻涕	頭暈、困倦、便秘
乾咳	嗜睡、便秘、噁心和嘔吐
輕中度痛症，發燒，預防和管理心血管疾病，預防和治療缺血性中風	胃部不適、胃潰瘍、胃出血、哮喘惡化、耳鳴、出血風險更高
經痛，發燒，類風濕關節炎，偏頭痛	胃灼熱、紅疹、胃腸道出血、提高心臟衰竭、腎衰竭機會
牙科手術期間或術後的口腔出血，炎症，慢性鼻竇炎	腹瀉、厭食、胃部不適、噁心、嘔吐、可能引起皮疹
緩解疼痛，發燒	噁心嘔吐、腹痛、胃腸道出血、頭痛、失眠

（續上表）

類別	西藥英文名稱	西藥中文名稱	常用劑量（成人）	
抗生素	1. Augmentin	安美汀	1gm，BID，1week 腎功能低下： 375mg，BID	
	2. Levofloxacin	左氧氟沙星	500mg/day	
抗組胺藥 / 抗過敏藥	1. Cetirizine	鹽酸西替利嗪	5-10mg/day	
	2. Chlorphenamine	氯苯那敏	4mg，TID，PRN	
	3.Diphenhydramine Compound（Benadryl expectorant）	複方苯海拉明（苯那君祛痰劑）	25-50mg，TID/QID	
	4. Loratadine	氯雷他定	10mg/day	
抗抑鬱藥	1. Amitriptyline	阿米替林	50-120mg/day	
	2. Desvenlafaxine Succinate（Pristiq）	琥珀酸去甲文拉法辛	50mg/day	
	3. Duloxetine	度洛西汀	30-120mg/day	
	4. Mirtazapine	米氮平	15-30mg/N	
	5. Paroxetine Hydrochloride	帕羅西汀	12.5-75mg/day	
抗精神病藥	1. Aripiprazole	阿立呱唑	2-30mg/day	
	2. Quetiapine Fumarate	喹硫平	50-800mg/day	
	3. Trazodone	曲唑酮	150-400mg/day	
安眠藥	1. Alprazolam（Xanax）	阿普唑侖	0.25-0.5mg，TID	
	2. Clonazepam	氯硝西泮	4-8mg/day	
	3. Lorazepam	勞拉西泮	0.5mg/N	
	4. Zopiclone（Imovane）	佐匹克隆	3.75-7.5mg/N	
中樞神經系統藥物	1. Memantine	美金剛	5-20mg/day	

作用	副作用
皮膚和軟組織感染，預防手術感染，泌尿道感染，骨骼及關節感染，腹腔內感染，急性中耳炎，肺炎，呼吸道感染	腹瀉、噁心、皮疹、蕁麻疹、嘔吐、陰道炎
細菌性鼻竇炎、肺炎、泌尿道感染、慢性前列腺炎，以及腸胃炎	噁心、頭痛、腹瀉、失眠、便秘、頭暈
過敏症狀，感冒	嗜睡、口乾、頭痛、腹痛、煩躁、血管性水腫、疲倦、咽炎
感冒，過敏性鼻炎／鼻敏感，過敏	口乾、困倦、尿瀦留（前列腺肥大者）
預防和治療動暈症，過敏性鼻炎／鼻敏感，協肋睡眠	嗜睡、口乾、頭暈、動作異常、口乾、鼻乾和痰稠
花粉熱，蕁麻疹，過敏症狀	頭痛、尿瀦留、口乾、視力模糊、胃腸道問題
偏頭痛，抑鬱症，神經性疼痛	口乾、困倦、頭暈、便秘、體重增加、視力模糊、心跳過速、食慾增加、震顫、疲倦、乏力、消化不良
重鬱症，更年期相關的血管活動症狀	噁心、頭暈、口乾、腹瀉、盜汗
重鬱症，慢性肌肉骨骼疼痛，纖維肌痛， 焦慮症，糖尿病神經疼痛病變	頭痛、頭暈、嗜睡、失眠、口乾、便秘、肌肉乏力、體重減輕、姿位性低血壓、睡眠障礙
驚恐症，緊張型頭痛，重鬱症	食慾增加、頭暈、疲倦、口乾、體重增加
驚恐症，強迫症（OCD），躁鬱症（重鬱），神經性暴食症，重鬱症	焦慮、改變食慾、失眠、無力、失焦、困擾、便秘、腸胃不適、流血、頭痛、性功能受損、嘔吐和體重改變
精神分裂症，抑鬱症，躁鬱症	體重增加、膽固醇增加、鎮靜、便秘、運動障礙和血糖升高
躁鬱症，抑鬱症	口乾、嗜睡、頭暈、便秘、腹痛、體位性低血壓、咽炎、體重增加、神疲、消化不良、ALT 增加、虛弱
抑鬱症，焦慮	水腫、暈厥、視力模糊、困倦、腹瀉、鼻塞、體重下降
焦慮，鎮靜，驚恐症	警覺性下降、頭暈和嗜睡、情緒改變、噁心和睡眠障礙
治療癲癇和焦慮症	警覺性下降、頭暈和嗜睡、情緒改變、噁心和睡眠障礙
焦慮症，焦慮性失眠，急性恐慌發作，癲癇發作	乏力、困倦、低血壓、依賴性
失眠	心悸、攻擊性行為、出汗、震顫和厭食
阿茲海默氏症／認知障礙症	頭暈、頭痛、便秘、神昏

（續上表）

類別	西藥英文名稱	西藥中文名稱	常用劑量（成人）	
抗癲癇藥	1. Pregabalin	普瑞巴林	150mg/day	
抗柏金遜症藥	1. Madopar	美道普	100mg/25mg-800mg/200mg	
降壓藥	1. Amlodipine	氨氯地平／脈優／絡活喜	5-10mg/day	
	2. Atenolol	阿替洛爾	25-100mg/day	
	3. Carvedilol	卡維地洛	6.25-25mg，BID	
	4. Doxazosin mesylate, gits（Cardura XL）	甲基硫酸多沙唑嗪（確得迅）	4-8mg/day	
	5. Diltiazem HCL	地爾硫草	30-60mg，QID	
	6. Lisinopril（Zestril）	賴諾普利（捷賜瑞）	10-20mg/day	
	7. Losartan Potassium	氯沙坦	50mg/day	
	8. Prazosin HCL（Minipress）	鹽酸呱唑嗪（脈甯平錠）	1mg，BID/TID	
抗心絞痛藥	1. Glyceryl Trinitrate	三硝酸甘油酯	PRN	
	2. Isosorbide Mononitrate	單硝酸異山梨酯	20-60mg/day	
	3. Metoprolol（Betaloc ZOK）	美托洛爾（倍他樂克）	12.5-50mg，BID/TID	
降血脂藥	1. Atorvastatin（Lipitor）	阿托伐他汀（立普妥）	10-80mg/N	
	2. Metformin HCL	甲福明	500mg，QD/BD/TID	
	3. Rosuvastatin Calcium（Crestor）	瑞舒伐他汀鈣（冠脂妥）	5-40mg/day	
	4. Simvastatin（Zocor）	辛伐他汀（塞瓦停，舒降脂）	5-80mg/N	
利尿劑	1. Spironolactone（Aldactone）	螺內酯（安體舒通）	100-400 mg/day	

2019冠狀病毒病醫案選粹

作用	副作用
抗癲癇，神經性疼痛，廣泛性焦慮症	手臂或腿部腫脹、頭暈、嗜睡、口乾和體重增加
治療帕金遜症	噁心、嘔吐、便秘、皮膚出疹和出現不隨意的動作
血壓高，心絞痛	頭痛、水腫、疲倦、嗜睡、噁心、腹痛
心律不整，血壓高，心絞痛，預防偏頭痛，心臟衰竭	心跳緩慢、抑鬱、頭暈、呼吸短促、勃起功能障礙、疲勞、頭痛和心臟衰竭
心絞痛，心律不整，心臟病發，預防偏頭痛，心臟衰竭，血壓高	心跳緩慢、抑鬱、頭暈、呼吸短促、勃起功能障礙、疲勞、頭痛和心臟衰竭
良性前列腺增生，血壓高	低血壓、頭暈、頭痛和下肢水腫
室上性心律不整，血壓高，心房顫動，預防和治療心絞痛	頭暈、心跳減慢、面色漲紅、頭痛、噁心、嘔吐、心悸、下肢腫脹、皮疹、心率問題和便秘
心臟病發，糖尿病腎病變，心臟衰竭，血壓高	低血壓、腎臟功能受損、乾咳、下肢腫脹和高鉀
糖尿病腎病變，血壓高	上呼吸道感染、頭暈、鼻塞、背痛
良性前列腺增生，血壓高	低血壓、頭暈、頭痛、四肢腫脹和鼻塞
預防和治療心絞痛	頭痛、臉紅、皮疹和低血壓
預防和治療心絞痛	噁心、頭痛、頭暈、心絞痛、心跳緩慢和氣促
心臟衰竭，心絞痛，預防偏頭痛，血壓高，心臟病發，心律不整	心跳緩慢、抑鬱、頭暈、呼吸短促、勃起功能障礙、疲勞、頭痛和心臟衰竭
預防心血管疾病，高膽固醇血症	肌肉疼痛、肌肉無力和肩痛
多囊卵巢綜合症，第 2 型糖尿病	腹痛、食慾減退、短暫腹瀉、腸胃疾病、噁心和嘔吐，以及味覺改變
預防心血管疾病，高膽固醇血症	肌肉疼痛、肌肉無力、肩部疼痛
預防心血管疾病，高膽固醇血症	肌肉疼痛、肌肉無力和肩痛
水腫，高醛固酮血症，降血壓，心臟衰竭	腹瀉、噁心和高血鉀水準

（續上表）

類別	西藥英文名稱	西藥中文名稱	常用劑量（成人）	
瀉藥	1. Bisacodyl	比沙可啶	5-10mg/day	
	2. Docusate sodium	多庫酯鈉	50-360mg/day	
	3. Lactulose	乳果糖	30-180mL/day	
	4. Senna	番瀉葉	10-30mg/day	
降胃酸藥	1. Dexlansoprazole	右蘭索拉唑	30-60mg/day	
	2. Famotidine（Pepcidine）	法莫替丁	10-40mg/day	
	3. Magnesium Trisilicate	三矽酸鎂	1-2 tablets，PRN	
	4. Pantoprazole sodium sesquihydrate（Pantoloc）	泮托拉唑鈉倍半結晶水合物	40-80mg/day	
腸胃藥	1. Dimethylpolysiloxane（Gasteel）	二甲基聚矽氧烷（釋氣體錠）	40-80mg，TID	
止嘔藥	1. Metoclopramide	甲氧氯普胺	10-60mg/day	
止瀉藥	1. Loperamide	洛呱丁胺	2mg，TID，PRN	
肌肉鬆弛劑	1. Baclofen	貝可芬	15-80mg/day	
抗痛風藥	1. Allopurinol	別嘌呤醇	200 - 800 mg/day	
	2. Colchicine	秋水仙鹼	0.6-1.2mg，QD/BID	
維生素	1. Ascorbic acid（Vitamin C）	維生素 C	500mg	
	2. Alpha tocopheryl acetate（Vitamin E）	維生素 E（抗壞血酸）	100-400IU	
	3. Calcium carbonate + Vitamin D（calcichew D3）	碳酸鈣 + 維生素 D（碳酸鈣 D3 片）	700-1200mg/day	
支氣管舒張劑	1. Salbutamol Sulphate（Ventolin）	硫酸沙丁胺醇吸入氣霧劑（萬托林）	100-200mcg，every 4-6hr	
	2. Tiotropium	噻托溴銨	2.5-18 mcg	

作用	副作用
便秘	腹部痙攣性疼痛、噁心、嘔吐、腹滿、腹脹
便秘，耳垢過多	張力性無功能結腸、低鉀血症、耳痛、腹瀉、使用部位刺激、皮疹和瘙癢
肝性腦病，便秘	腹脹、腹痛、腸鳴、排氣、噁心嘔吐、脫水與電解質紊亂（腎功能減退）
便秘	腹痛、腹瀉、噁心、嘔吐
火燒心，胃食道反流疾病	噁心、腹瀉、頭暈和頭痛
火燒心，預防藥物性胃潰瘍，胃食道反流疾病，胃酸倒流，十二指腸潰瘍，胃潰瘍	腹瀉、頭暈和頭痛
胃食道反流疾病，火燒心	腹瀉
預防非類固醇消炎止痛藥所致的潰瘍，十二指腸潰瘍，胃食道反流疾病，胃秘素瘤，胃潰瘍，根絕幽門螺桿菌，火燒心	便秘、腹瀉、頭暈和頭痛
胃氣，緩解腹脹	很少引起副作用
噁心，急性偏頭痛，嘔吐	焦躁、神疲困倦
急性腹瀉	便秘、頭暈、噁心、腹痛、腹部灼熱感、心律不正、中毒性巨結腸、麻痺性腸梗阻、血管性水腫、中毒性表皮壞死鬆解症、史蒂文斯 - 約翰遜綜合症、多形性紅斑、尿瀦留、中暑
脊髓損傷，緩解多發性硬化症的痙攣症狀	困倦、頭暈、乏力
預防和治療腎結石，預防痛風	噁心、嘔吐和紅疹
家族性地中海熱，防止痛風發作	腹部疼痛、肚瀉、噁心和嘔吐
維生素 C 缺乏症，預防和治療壞血病，預防感冒	大劑量服用可能導致噁心、腹部絞痛和腹瀉
促進皮膚癒合，維生素 E 缺乏症	很少引起副作用
用於妊娠和哺乳期婦女、更年期婦女、老年人等的鈣補充劑，防治骨質疏鬆症	噯氣、便秘、腹脹、腹痛、腹瀉、胃腸脹氣、噁心和嘔吐等胃腸不適。過量服用可發生高鈣血癥。
	頭暈和頭痛、心悸、緊張和手震。高劑量有機會導致低鉀。
急性哮喘，慢性阻塞性肺病	口乾、咽炎、上呼吸道感染、心絞痛和頭痛

（續上表）

類別	西藥英文名稱	西藥中文名稱	常用劑量（成人）	
皮質類固醇	1. Betamethasone Valerate（Betnovate）	戊酸倍他米松	Topical，DID	
	2. Daktacort	達克通	Topical，BID	
	3. Fluocinolone	醋酸氟輕鬆	Topical，BID/TID	
抗真菌藥	1. Clotrimazole	克黴唑	Topical，BID	
止癢藥	1. Crotamiton（Eurax）	丁烯醯苯胺	Topical，BID	
止痛藥	1. Benzydamine（Difflam）	苄達明（特快靈）	15 mL 漱口	
	2. Methyl salicylate compound（Analgesic balm）	水楊酸甲酯化合物（鎮痛膏）	Topical，BID	
	3. Tramadol HCL	鹽酸曲馬多	50- 150 mg，BID	
潤膚劑	1. Aqueous cream	冷霜	PRN	
	2. Paraffin soft white（Vaseline）	白軟石蠟（凡士林）	PRN	
抗凝血藥	1. Heparinoid（Hirudoid）	類肝素（水蛭素）	Topical，3-5cm，QD/BID	
殺蟲藥	1. Permethrin	氯菊酯	Topical，qd，wash off with soap & water	
口腔消毒劑	1. Thymol Gargle	百里酚	Mouth wash，TID	
喉糖	1. Dequalinium Chloride	地喹氯銨	QID	
眼藥水	1. Brinzolamide	布林佐胺	1 drop，BID	
	2. Combigan	康茁庚眼用液劑	1 drop，BID	
	3. Genteal Eye Gel	睛瑩潤眼啫喱	1 drop，QD/BID/TID	
	4. Hypromellose	羥丙基甲基纖維素	1-2 drop，TID/QID	

作用	副作用
局部炎症的短期治療，對其它皮質類固醇治療效用不顯著的濕疹症狀，乾癬－牛皮癬／銀屑病，抑制炎症、過敏症口腔潰瘍	皮炎症狀、發紅、瘙癢
抗癬：針對皮膚癬菌 和致病菌酵母菌（如念珠菌屬），亦可治療擦傷、濕疹	皮膚刺激、灼熱感、發癢、皮疹、視力模糊、炎症、淺斑
皮質類固醇反應性皮膚病，頭皮牛皮癬	焦灼感、口周皮炎、瘙癢、過敏性接觸性皮炎、皮膚浸漬、乾燥、繼發感染、毛囊炎、皮膚萎縮、多毛症、色素減退、妊娠紋、痤瘡、痱子
陰道酵母感染，香港腳，其他真菌感染，皮膚真菌感染	瘙癢、噁心、嘔吐、肝功能檢查異常、皮疹、蕁麻疹、水泡、灼熱、瘙癢、脫皮、發紅、腫脹、疼痛
疥瘡，瘙癢皮膚病	皮炎、瘙癢和皮疹
口咽部疼痛和炎症	口腔的痲痺和刺痛感
緩解疼痛	皮膚刺激、發紅、皮疹和燒灼感
中度至劇烈疼痛	不規律的便秘、頭暈和嗜睡、口乾、亢奮、潮紅、面色漲紅、噁心和嘔吐（在開始時更常見）、呼吸窘迫（如高劑量）、上癮
預防或緩解皮膚乾燥，肥皂替代	皮膚刺激
預防和紓緩乾燥皮膚	皮膚刺激和毛囊發炎
治療血栓性靜脈炎，瘀傷以及血腫	紅斑、刺激皮膚或敏感
疥瘡，頭蝨	皮疹、皮膚刺激
牙齦炎、口腔衛生	皮疹、局部腐蝕、刺激胃黏膜
咽喉痛	舌痛、口腔不適如疼痛、焦灼感
原發性和繼發性開角型青光眼和高眼壓症	味覺障礙（口苦或異味），一過性霧視，短暫燒灼感和刺癢感、異物感和充血
慢性隔角開放性青光眼及慢性隔角閉鎖性青光眼合併，已接受為暢通的周邊虹膜切除術或高眼壓症	結膜充血、眼睛燒灼感和針刺感
乾眼症	視力模糊
乾眼症	視力模糊、眼部疼痛和眼部刺激

中藥與西藥並用禁忌表

說明：對啟德病房患者所服用西藥進行相應的中藥篩選，列出對應的中藥與西藥並用禁忌。根據臨床實際，將定期更新。本表目前列出 18 種西藥和所對應的中藥並用禁忌。

序號	英文名	西藥名	不能配伍的中藥	
1	Vitamin B1	維生素 B1	硼砂、海螵蛸、瓦楞子、皂角、地榆、石榴皮、五倍子、老鸛草、虎杖、大黃、訶子、仙鶴草、兒茶、茶葉、側柏葉、拳參、萹蓄	
2	Vitamin B6	維生素 B6	地榆、石榴皮、五倍子、老鸛草、虎杖、大黃、訶子、仙鶴草、兒茶、茶葉、側柏葉、拳參、萹蓄	
3	Ascorbic acid（Vitamin C）	維生素 C	人參、苦參、大黃、龍膽草、自然銅、磁石、赤石脂、代赭石、礞石、石決明、虎骨、龍骨、牡蠣、石膏、瓦楞子、鐘乳石、白礬、陽起石、滑石	
4	Vitamin K	維生素 K	祖師麻	
5	Dhasedyl	止咳糖漿	桃仁、苦杏仁、白果、枇杷仁、地榆、石榴皮、五倍子、老鸛草、虎杖、大黃、訶子、仙鶴草、兒茶、茶葉、側柏葉、拳參、萹蓄、石膏、龍骨、龍齒、珍珠、牡蠣、蛤殼、瓦楞子、寒水石、海螵蛸	
6	Aspirin	阿司匹林	硼砂、海螵蛸、瓦楞子、皂角	
			神曲、麥芽、豆豉（可以間隔 2 小時服用）	
7	Insulin	胰島素	酒大黃、酒當歸	

參考文獻

①中西藥配伍禁忌表.中國實用鄉村醫生雜誌，2007，14（8）：59-61

②唐志芳等.臨床常用西藥與中藥的配伍禁忌.中國藥師，2016，19（10）：1946-1949

①中西藥配伍禁忌表.中國實用鄉村醫生雜誌，2007，14（8）：59-61

②胡曉燕等.治療新型冠狀病毒肺炎的中藥聯用常用西藥不良相互作用分析.中國藥業，2020，29（6）：29-33

③陳曉.中西藥配伍禁忌探討.世界最新醫學資訊文摘，2018，18（27）：61-62

①中西藥配伍禁忌表.中國實用鄉村醫生雜誌，2007，14（8）：59-61

②唐志芳等.臨床常用西藥與中藥的配伍禁忌.中國藥師，2016，19（10）：1946-1949

①中西藥配伍禁忌表.中國實用鄉村醫生雜誌，2007，14（8）：59-61

②唐志芳等.臨床常用西藥與中藥的配伍禁忌.中國藥師，2016，19（10）：1946-1949

①中西藥配伍禁忌表.中國實用鄉村醫生雜誌，2007，14（8）：59-61

②唐志芳等.臨床常用西藥與中藥的配伍禁忌.中國藥師，2016，19（10）：1946-1949

①中西藥配伍禁忌表.中國實用鄉村醫生雜誌，2007，14（8）：59-61

②唐志芳等.臨床常用西藥與中藥的配伍禁忌.中國藥師，2016，19（10）：1946-1949

①中西藥配伍禁忌表.中國實用鄉村醫生雜誌，2007，14（8）：59-61

②唐志芳等.臨床常用西藥與中藥的配伍禁忌.中國藥師，2016，19（10）：1946-1949

序號	英文名	西藥名	不能配伍的中藥	
8	Lysozyme chloride	溶菌酶	地榆、石榴皮、五倍子、老鸛草、虎杖、大黃、訶子、仙鶴草、兒茶、茶葉、側柏葉、拳參、萹蓄、雄黃、雌黃、信石	
9	Salbutamol sulphate（Ventolin）	硫酸沙丁胺醇吸入氣霧劑（萬托林）	石膏、龍骨、龍齒、珍珠、牡蠣、蛤殼、瓦楞子、寒水石、海螵蛸、雄黃、雌黃、信石	
10	Betamethasone valerate（Betnovate）	戊酸倍他米松	自然銅、磁石、赤石脂、代赭石、礞石、石決明、虎骨、龍骨、牡蠣、石膏、瓦楞子、鐘乳石、白礬、陽起石、滑石	
11	Fluocinolone	醋酸氟輕鬆		
12	Daktacort	達克特（氫化可的鬆藥膏）		
13	Methyl salicylate compound（Analgesic balm）	水楊酸甲酯化合物（鎮痛膏）	硼砂、海螵蛸、瓦楞子、皂角	
14	Aluminium/ magnesium hydroxide and simethicone（Triact）	鋁／鎂氫氧化物和二甲基矽油	五味子、女貞子、山楂、山茱萸、烏梅、白芍、纈草、青皮、垂柳、四季青、金銀花、馬齒莧、枳實、木瓜、柴胡、桑葉、槐角、槐花、旋覆花、側柏葉、川烏、檳榔、黃連、黃柏、馬錢子、延胡索、貝母	
15	Calcium carbonate + Vitamin D	碳酸鈣＋維生素 D	柴胡、桑葉、槐角、槐花、旋覆花、山楂、側柏葉	
16	Glyceryl trinitrate（TNG）	三硝酸甘油酯	雄黃、雌黃、信石	
17	Isosorbide mononitrate（Elantan）	單硝酸異山梨酯		
18	Spironolactone（Aldactone）	螺內酯（安體舒通）	萹蓄、澤瀉、白茅根、夏枯草、金錢草、牛膝、絲瓜絡	

參考文獻
①中西藥配伍禁忌表.中國實用鄉村醫生雜誌，2007，14（8）：59-61 ②劉森琴.中藥與西藥的相互作用.海峽藥學，2013，25（10）：160-161
①中西藥配伍禁忌表.中國實用鄉村醫生雜誌，2007，14（8）：59-61 ②劉森琴.中藥與西藥的相互作用.海峽藥學，2013，25（10）：160-161
①中西藥配伍禁忌表.中國實用鄉村醫生雜誌，2007，14（8）：59-61 ②唐志芳等.臨床常用西藥與中藥的配伍禁忌.中國藥師，2016，19（10）：1946-1949
①中西藥配伍禁忌表.中國實用鄉村醫生雜誌，2007，14（8）：59-61 ②唐志芳等.臨床常用西藥與中藥的配伍禁忌.中國藥師，2016，19（10）：1946-1949
①中西藥配伍禁忌表.中國實用鄉村醫生雜誌，2007，14（8）：59-61 ②唐志芳等.臨床常用西藥與中藥的配伍禁忌.中國藥師，2016，19（10）：1946-1949
①中西藥配伍禁忌表.中國實用鄉村醫生雜誌，2007，14（8）：59-61 ②唐志芳等.臨床常用西藥與中藥的配伍禁忌.中國藥師，2016，19（10）：1946-1949
①中西藥配伍禁忌表.中國實用鄉村醫生雜誌，2007，14（8）：59-61 ②劉森琴.中藥與西藥的相互作用.海峽藥學，2013，25（10）：160-161
①中西藥配伍禁忌表.中國實用鄉村醫生雜誌，2007，14（8）：59-61 ②唐志芳等.臨床常用西藥與中藥的配伍禁忌.中國藥師，2016，19（10）：1946-1949

—— 第八節 ——

中醫和西醫協作

　　2022 年 3 月 31 日，香港浸會大學中醫抗疫團隊進入浸大啟德病區，同時也就開始了香港第一次中醫和西醫攜手合作的大事，是一個非常有意義的實踐和嘗試，是一個寶貴而難得的中西醫結合治療「實戰」例子，相信對將來考慮在公營醫療系統進一步引進中醫服務，或預計於 2025 年啟用的中醫醫院而言，都很值得探討和參考。這次可謂收穫多多，希望能為後續的中醫建設做一點基礎。

一、浸大啟德病區中醫與西醫協作回顧

　　1.首診，由西醫先接診，整理患者全面資料，供中醫參考。

　　由於患者的一切病歷資料都在醫健通等網上，而中醫不能在網上閱讀患者病歷資料，阻礙了中醫全面了解患者整體情況，不利於患者治療。西醫可以全面獲取患者健康情況，有利於患者。中醫和西醫商定：首診，由西醫先接診，了解病情，在結合網上健康情況，整理患者全面資料，供中醫參考。

　　2.建立中醫和西醫聯合會診制度，中醫、西醫和護士三方每日通報交班制度。

　　首診時，中醫和西醫聯合評估病情。中醫或西醫如發現病人情況危重、疑難、複雜，啟動中醫和西醫聯合會診。符合中醫和西醫會診指徵時，啟動聯合會診。符合轉院指徵時，啟動聯合會診。符合出院指徵時，啟動聯合會診。

　　三方每日通報交班制度，新病人首診相互通報。重病人、病情變化病人，隨時相互通報交流。病房整體情況，每日相互通報交班。

　　3.建立制度中醫和西醫聯合病歷討論制度、中醫和西醫每週例會制度，中醫與西醫巡房和通報交流制度，中醫和西醫學習制度。

　　（1）中醫和西醫聯合病歷討論制度：定期或不定期的對於重點病人進行

中醫和西醫聯合病歷討論，商討病情變化、病情特徵、疾病診斷，用藥和治療等；對典型病人，進行病歷討論，相互學習；對疑難病人，進行病歷討論，分別從中醫和西醫的角度，分析、總結、歸納疾病的診斷和治療以及難點、成功和失敗點。找出原因，提出好的治療方法。

（2）中醫和西醫每週例會制度，主要是討論病房整體情況，中醫、西醫、護士之間的協調情況，疾病治療情況，總結病房規律和特點，歸納中醫或西醫優秀治療方法或方案。

（3）中醫與西醫巡房和通報交流制度，目前主要是中醫和西醫各自巡房，但就重點病人會隨時進行溝通和交流，並實行中醫和西醫每日通報交班制度。

（4）中醫和西醫學習制度，每週兩次進行中醫和西醫的業務學習，提高中醫和西醫的相互了解，專業知識、臨床技能和治療水準。

4. 建立專門的住院病歷管理系統，中醫、西醫、護理巡房，中西醫的醫囑、病程記錄、護理記錄等等都包括在內，既有助中西醫了解彼此工作，亦有助醫生綜合判斷患者情況，確認治療效果。

5. 建立中藥與西藥並用禁忌表。形成中醫和護士聯合巡房制度；形成中醫、西醫、護士通報交班制度。實現中醫巡房，西醫配合模式，巡房時隨時交流。

二、提高中醫綜合水平

（一）用英文書寫中醫病歷和巡房

由於中醫師學習和工作，基本都是應用中文，所以對於醫學英文都不是太熟悉。西醫病歷都是英文書寫，我們在啟德這段時間，發現通過短期努力可以完全看懂英文病歷。但也足以要求我們中醫師提高英文水平。這樣也有利於和西醫交流。

香港作為中醫先行者和保存最完善的傳統純中醫治療模式地區之一，理應作為推廣中醫的橋頭堡。而這個過程中，英文水平無疑是很重要的。提倡用英文書寫中醫病歷，是個最好的提高方法。沒有壓力，就沒有動力。用英文書寫和交流，也有利於和西醫溝通合作。這樣西醫也可以看懂中醫病歷。

（二）思維突破

突破急症用西醫思維，大膽應用中醫藥介入臨床急症，提高中醫治療病房突發情況能力。掌握中醫臨床適用技術，並大膽應用於臨床。

（三）急救法律突破

掌握中醫和西醫處理危急重症的能力，提高臨床救治水平。障礙，是中醫獲得急救法律地位。

三、中醫與西醫協作展望

（一）中西醫全面互通，中醫具有獨立處理危急重症法律地位

中西醫病歷互通，中西醫團隊相互溝通等，都需從法規、技術、科學等層面行深入探討。

中醫具有和西醫同等的法律地位，可以獲取網上患者資料、可以獨立處理危急重症。

（二）規範化研究

從單一症狀開始，輔助西醫治療。如：便秘、納差、打嗝、失眠、腹瀉、嘔吐、痛症等。

選取西醫療效一般的常見病，以中醫為主進行治療和研究。如：季節性流感、濕疹、胃炎、黃疸、痛風、肩周炎、類風濕性關節炎、退化性疾病、痛症、癌症電療化療手術後的併發症（口乾、眼乾、瘙癢、便秘、失眠、乏力、納差、脫髮等）、老年綜合症等。

以病人為本，建立中醫優勢病種、西醫優勢病種、中西結合優勢病種、中西醫互補病種。建立單病種「臨床路徑方案」。

（三）協作結合，從藥物合治到思維合治

建立中西醫聯合巡房制度、中西醫共同處方醫囑制度。從各自巡房、處方在病人身上的結合，到聯合巡房共同處方的醫生結合，最後形成中醫、西醫、

患者三人的結合，一體化預防治療康復和保健。

目前中醫和西醫的合作，還停留在中醫和西醫各自同時治療病人，是體現在病人身上的「中西醫合治」，是單純藥物的合治，此時需要關注中藥和西藥有無相互作用，有無配伍禁忌。下一步，我們應該是體現在中醫和西醫共同商討診斷、治療方案，是思路上的「思維」的合治，然後將這種合治形成的方案，再實行到患者身上，這是更高層次的合治，使病人利益最大化，治療最大化。

第四章

浸大中醫抗疫診療系統介紹

背景介紹

香港第五波新冠疫情肆虐之時，為應對大量的患者求診，經華潤公司介紹，香港浸會大學與北京世紀經綸公司合作設計上線一款新的智慧中醫診療系統。

在各個部門的通力協作下，浸大中醫抗疫診療系統成功上線並不斷完善，最終抗疫醫療隊基於此診療系統接診門診患者 18,000 餘人次，並作為香港第一個中醫住院系統順利承擔起浸大啟德暫託中心的中醫住院服務。

登錄系統後，醫師可在問診過程中勾選格式化的症狀並評估症狀嚴重程度，新系統基於浸大中醫的診療方案可自動生成診斷並處方，醫師能夠迅速得到推薦處方並在此基礎上修改。

同時，新系統創新性地增添了覆診時必須進行療效評估的環節。這個環節的建立首先是基於格式化的症狀數據，其次是每個症狀都需要進行嚴重程度的評分，覆診時會根據原先的症狀程度進行再判斷，從而得出患者服藥後的療效。

與此同時，系統還採用的雲計算技術設計、SaaS 平臺服務以及專業的 IDC 集群服務器，這些可以保障醫療大數據的實施分析處理，同時在專業的運維團隊和足夠先進的運營管理系統支持下，我們擁有了可以隨時更新修改新系統的靈活性，為隨時升級系統提供了保障。

系統介紹

浸大中醫抗疫診療系統由三個部分組成：

1. 浸大中醫遠程醫療中心（門診系統）；
2. 浸大啟德暫託中心（住院系統）；
3. 醫師練習系統。正式用於臨床服務的門診系統與住院系統。

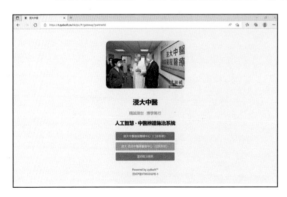

浸大中醫遠程醫療中心門診系統

1. 登錄頁面

　　門診系統須經由浸大賬號登錄（僅限授權賬號），本次緊急開發的門診系統支持簡體中文及繁體中文兩種文字，未來可提供更多語言服務。

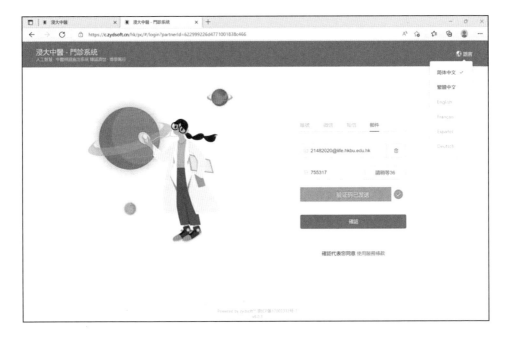

2. 掛號流程

　　進入系統後，遠程醫療中心的工作人員將在「患者列表」中完成「新增患者」的掛號服務。

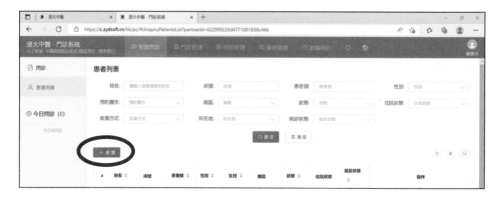

　　基本資訊填寫包括身份識別資訊、藥物寄送資訊、以及新冠感染相關基本資料（新冠檢測陽性日期、疫苗接種次數、疫苗種類、末次疫苗接種時間等）。上述資訊基於新冠患者由浸大中醫免費診症網上報名平臺自行填寫的報名內容，所有資料都將嚴格加密保存於浸大數據庫中。

3. 醫師初診流程

　　遠程中心統籌組將報名患者安排給各個中醫師，而醫師進入「智能問診」板塊後即可開始診症。根據患者名單選擇正確患者資訊後即可視頻聯繫患者開始遠程面診。

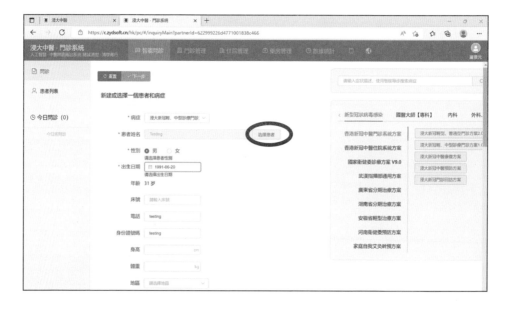

2019冠狀病毒病醫案選粹

本次浸大抗疫中心已制定針對香港疫情特點的中醫診療方案，而方案所包含的中醫證型、症狀及治法方藥已全面輸入系統，選擇門診診療方案後即可進入問診頁面。

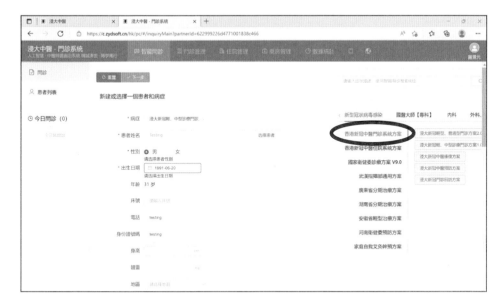

隨後進入問診頁面，醫師將根據患者主訴選擇症狀並進行嚴重程度評分。每個症狀評分為 1-5 分，分數愈高代表症狀愈嚴重。

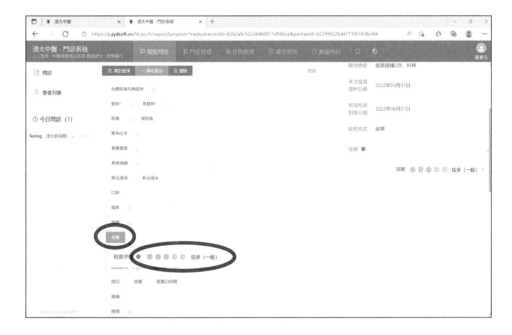

症狀選擇完成後醫師須詢問補全既往病史及過敏史等資料，特別需要注意有嚴重慢性疾病、妊娠期婦女、12 歲以下兒童、中藥過敏等患者。

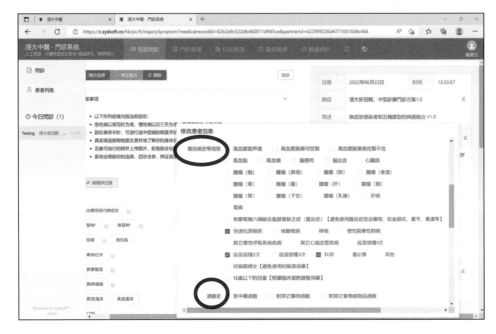

現病史以及既往史等資訊收集完成後，即可點擊辨證論治。系統依照浸大中醫的診療方案創建中醫證候數據演算法，能夠根據醫師所勾選的症狀智能推薦合適證型及處方供醫師參考。

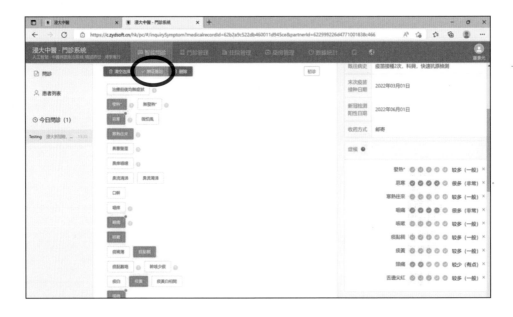

2019冠狀病毒病醫案選粹

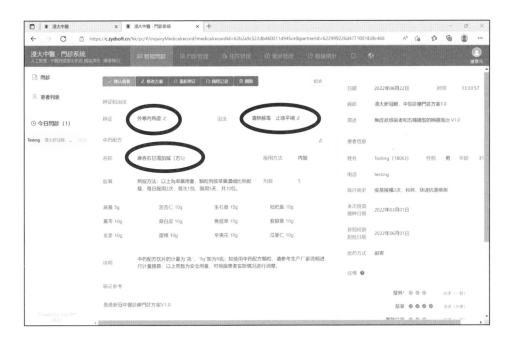

基於系統推薦的處方，醫師在自己的判斷下進行編輯修改，包括診斷、治法、處方藥物及服用方法等。

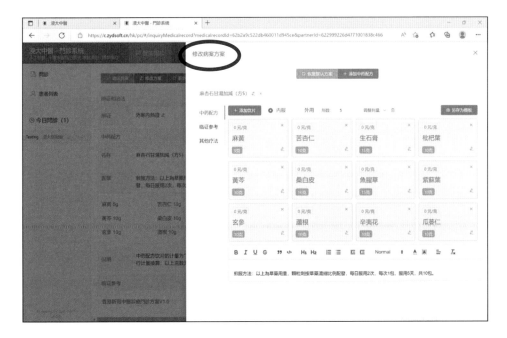

醫師檢查無誤後可以生成 PDF 文檔的病案記錄、配藥聯以及病人聯，完成初次診療。

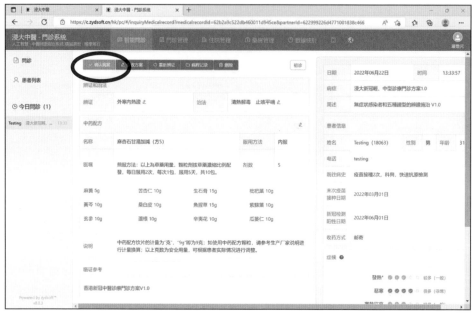

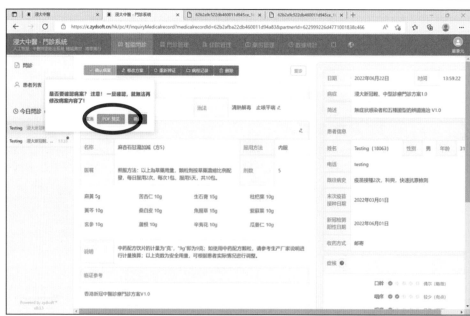

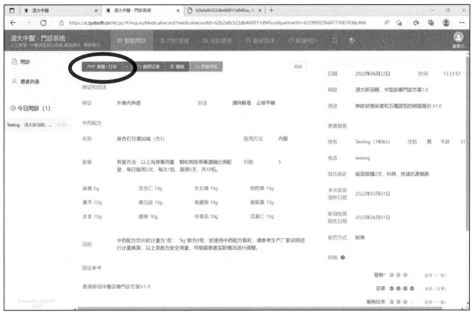

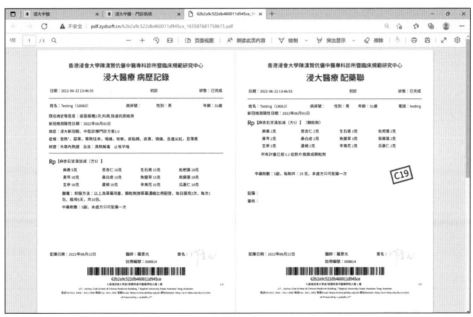

4. 醫師覆診流程

由於新冠患者的症狀持續時間不一，不少患者都有覆診的需要，同時為方便醫師評估上一次的療效，系統創新性的配備了療效評估與覆診功能。

根據覆診名單選擇正確病案，進入上次病案診療結果頁面，即可開始視頻覆診。

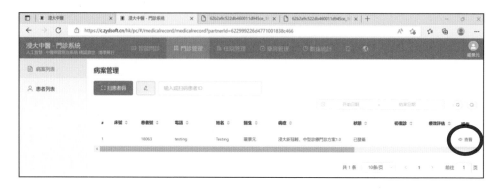

選擇療效評估，根據上次診症過程中所選症狀進行問診並調整症狀種類及嚴重程度分數。

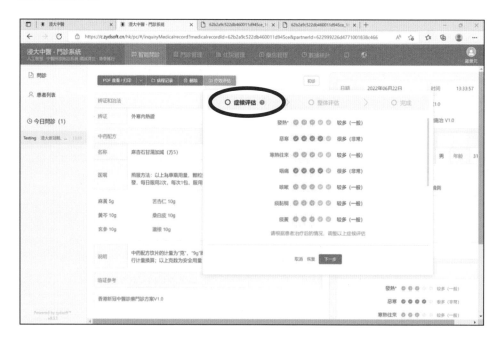

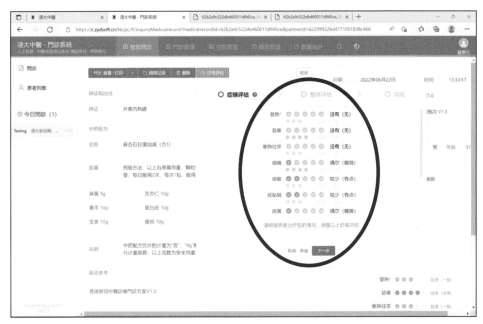

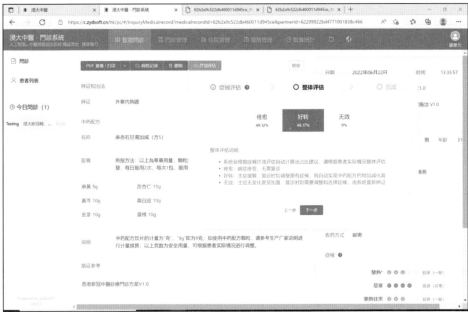

評估完成後建立覆診病案。

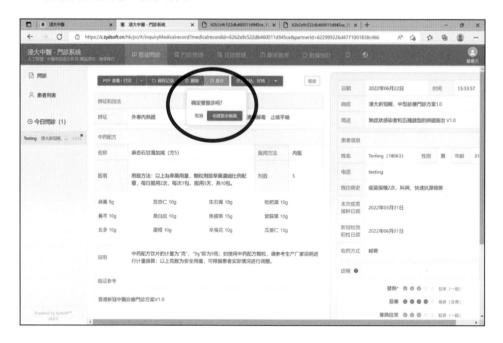

　　進入問診頁面，醫師進行問診記錄症狀及嚴重程度評分，可選擇合適診療方案進行智能辨證。

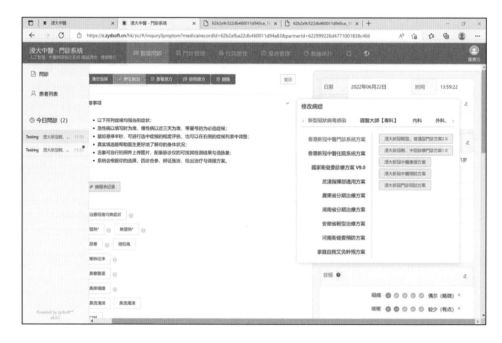

2019冠狀病毒病醫案選粹

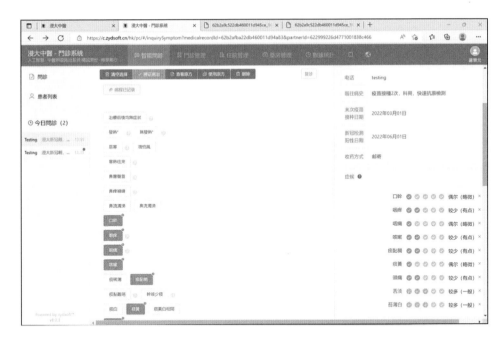

　　新冠覆診環節加入病程記錄，嚴格記錄患者快速抗原檢測或核酸檢測轉陰時間並自動計算感染天數。

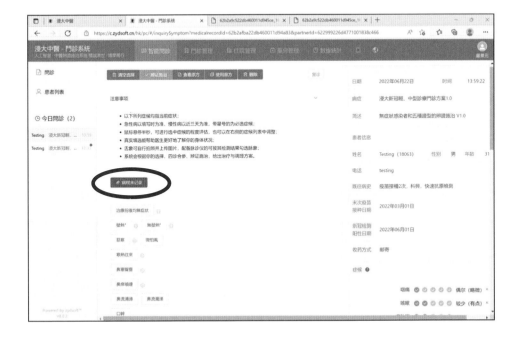

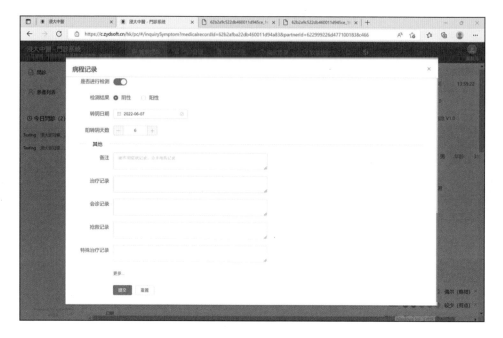

完成後即可選擇辨證論治，與初診流程一樣，醫師參考系統推薦的證型判斷辨證處方，隨後確認生成病案、配藥聯及病人聯。

5. 藥房配藥流程

中醫師完成診症並確認生成處方後，藥房賬號可及時在「藥房管理」板塊中收到處方記錄。遠程醫療中心會將列印出來的病案記錄及配藥聯交至藥房進行核查記錄。

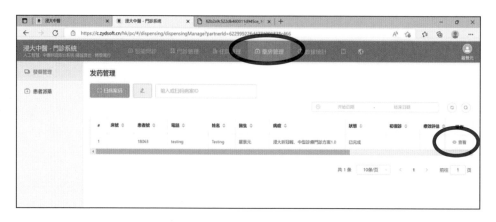

配藥完成後即可選擇發藥鍵完成配藥,同時在紙質版配藥聯上核查確認完成。

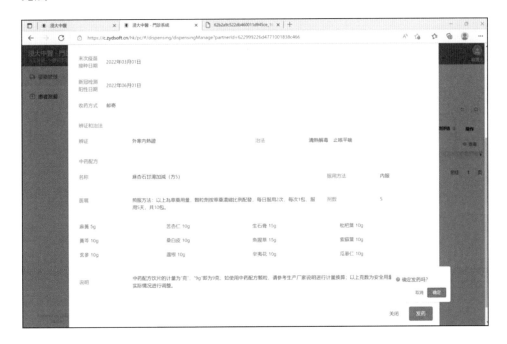

6. 遠程配送流程

藥房配藥完成後,患者病案資料將進入派藥流程中,配送中心的工作人員可登入系統查看已完成配藥的患者資訊,並填寫快遞訂單與順豐快遞公司合作完成寄送服務。

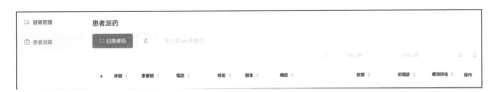

7. 數據統計

系統帶有自動統計數據功能,可統計每日門診人次、診症次數、醫師診症次數、患者年齡分佈、患者證型分佈、藥房配藥情況等,而所有板塊化診療資訊都將被記錄,嚴格加密保存至浸大數據庫中。

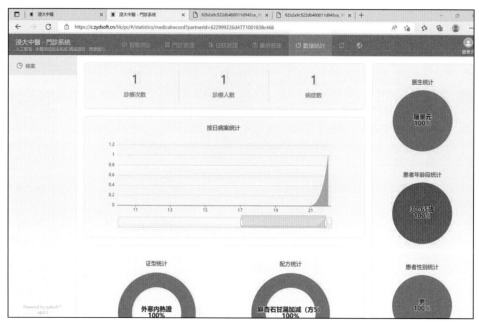

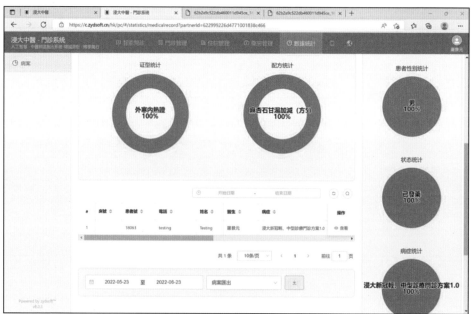

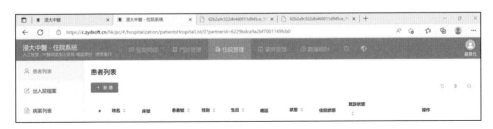

第二節
浸大啟德暫託中心住院系統

1. 登錄

　　進入住院系統頁面後，登錄環節與門診系統相同，但僅限暫託中心工作人員賬號可登入。

2. 患者資料

　　進入「住院管理」板塊，入院患者的資料登記首先由前臺工作人員完成，分配床號及管床醫師。每位患者都有單獨的條形碼，貼於患者檔案資料以及床頭，以方便執行醫囑時核對患者身份。

62b360e722db460011d9733d

姓名：testing　　　　　　　　　　　　　性別：男

序號：157　　　　床號：　　　　　　年齡：71歲

　　中醫師、西醫及護士共同合作完成入院記錄，包括新冠感染史、疫苗史、生命體徵、當日症狀、既往病史、高危人群預警、服藥史、過敏史等。由於入

住啟德暫託中心的主要是 65 歲以上的老年患者，因此高危人群預警在管理患者中顯得尤為重要。

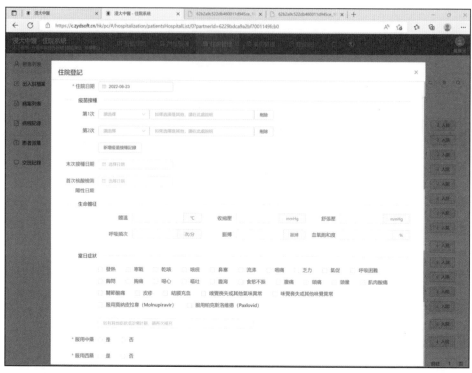

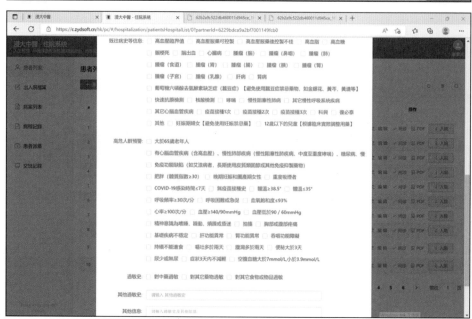

3. 醫師首診

中醫師需在患者入院後完成首診並下達醫囑。與門診系統類似，選擇患者後可進入問診頁面記錄症狀及嚴重程度進行辨證論治以及處方。

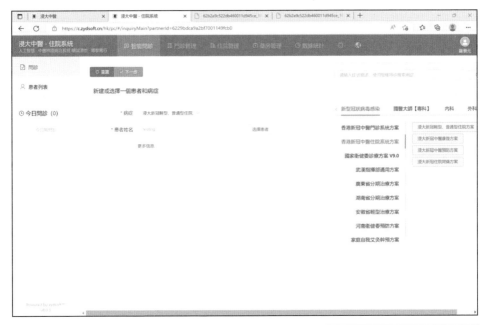

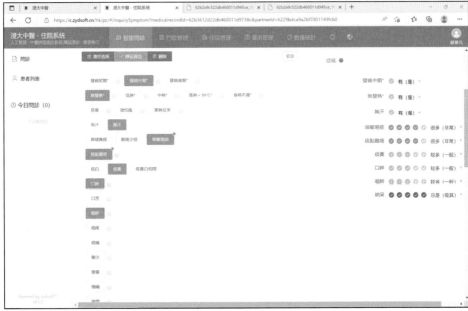

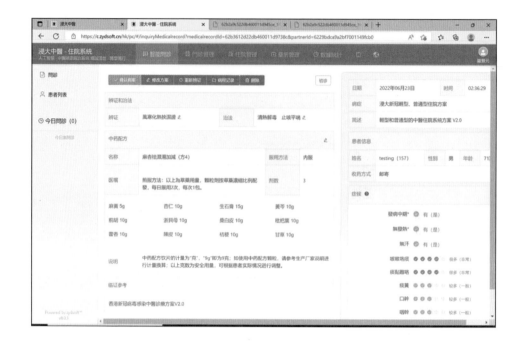

4. 查房

住院系統需要在首診就開始填寫病程記錄，包括查房類型、生命體徵、症狀、是否服藥、今日快速抗原或核酸檢測結果、醫囑及其他注意事項等。

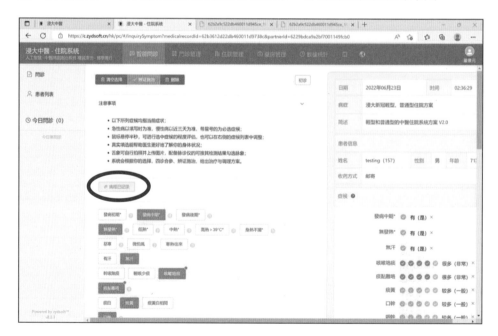

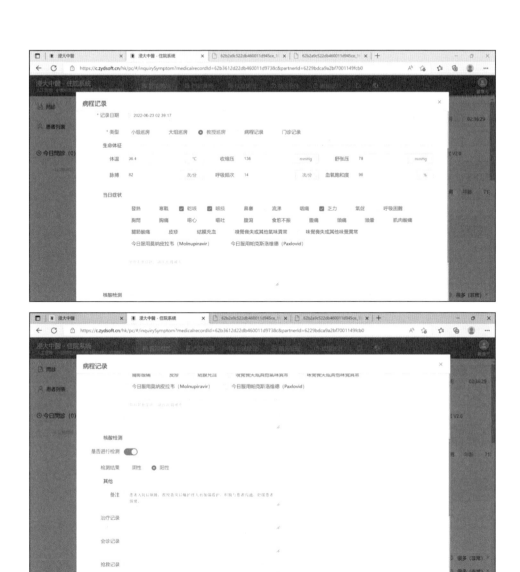

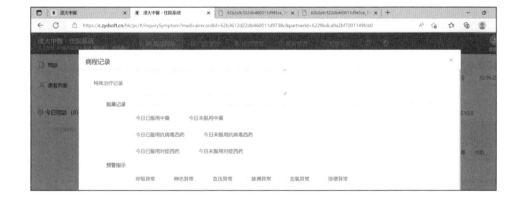

每次查房時可查看患者基本資訊、既往病程記錄、服藥記錄等，提高查房效率。

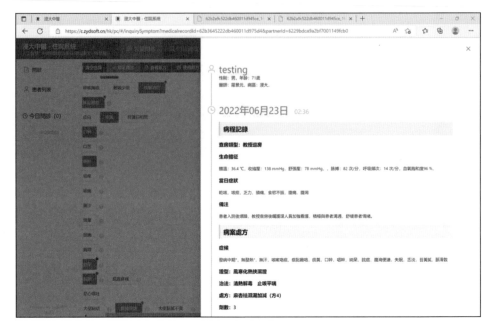

　　每日查房後可選擇重新辨證處方或沿用原方（開藥或不開藥）。

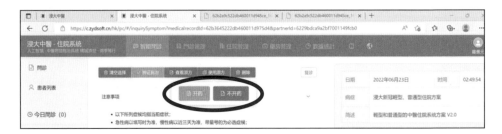

5. 藥房配藥流程

基本流程與門診系統類似，但住院部有專門的藥房，在系統中的「藥房管理」板塊接收到隔離區開出的處方後可完成配藥並送至隔離區內的中藥房。

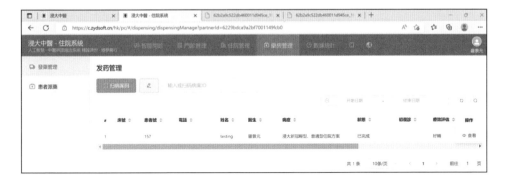

6. 護士發藥流程

護士將由隔離區的藥房領取中藥並配送至患者床頭，可掃描二維碼確定患者身份後進行發藥。發藥後可於「患者派藥」板塊記錄。

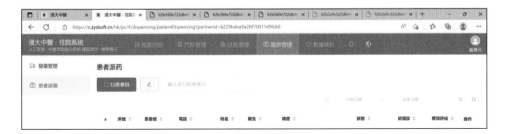

7. 數據統計

與門診系統相同，系統會對住院數據進行初步統計，包括人數、年齡分佈、證型分佈、處方類型等。

附 錄

香港新型冠狀病毒感染中醫診療方案

香港新型冠狀病毒肺炎中醫藥指導委員會制定

香港新型冠狀病毒感染輕、中型中醫診療方案

香港浸會大學中醫抗疫醫療組

2022 年 3 月 1 日

（第一版）

新型冠狀病毒感染，屬於中醫學「疫病」範疇。病因為新冠疫毒，以及香港的氣候濕熱，形成寒、熱、濕夾雜的「疫癘之氣」，侵襲人體，疫氣相傳，致使疫病流行。

新冠疫毒與「風、寒、暑、濕、燥、火」等六淫相合，外襲肌表，入於肺系，繼而化熱壅肺犯胃，甚或直中五臟六腑。病變部位主要在肺，涉及脾、胃、腎，病機特點為「風、寒、熱、濕、疫毒、虛」。

我們根據香港浸會大學同事治療香港新冠肺炎的病人的實際臨床情況，結合香港業界的經驗，參考中國國家衛生健康委員會和中國國家中醫藥管理局聯合發佈的《新型冠狀病毒肺炎診療方案（試行第 8 版修訂版）》和中國各地方的診療方案，針對易感人群、密切接觸者、居家隔離人士、輕型和中型感染患者及康復期患者，特制定香港新型冠狀病毒感染中醫治療方案（香港浸會大學第一版），規範香港浸會大學的臨床診療，同時也供業界參考運用。

一、預防方案

（一）普通人群防感方

方藥：　　浸會大學防感方。

組成： 黨參 20g，黃芪 10g，金銀花 10g，連翹 10g，雞內金 5g，荊芥 5g，桑葉 8g，薄荷^{後下}3g，茯苓 15g，板藍根 10g，白朮 6g，甘草 5g。

服法： 以上為草藥用量，水煎 400ml，分兩次服用溫服，每日一次，每次半劑。顆粒劑請按草藥濃縮比例配發。

注意事項： ①葡萄糖六磷酸去氫酵素缺乏症（蠶豆症）者，避免使用蠶豆症禁忌藥。

②妊娠期婦女，避免使用妊娠禁忌藥。

③兒童用藥可參考此成人方案，並根據臨床實際調整用藥。

④脾胃虛弱，易於腹瀉者，需減半量服用。

⑤中藥過敏者及正服用其他中藥者，不宜服用。

⑥正服用西藥者，請與西藥間隔一小時服用。

（二）家居隔離人士防疫方

1. 推薦處方 浸大防感方加強版

組成： 黨參 20g，黃芪 15g，金銀花 15g，連翹 15g，雞內金 5g，荊芥 5g，薄荷^{後下}3g，桑葉 8g，茯苓 15g，板藍根 10g，白朮 6g，甘草 5g。

服法： 以上為草藥用量，水煎 400ml，分兩次服用溫服，每日一次，每次半劑。顆粒劑請按草藥濃縮比例配發。

注意事項： ①葡萄糖六磷酸去氫酵素缺乏症（蠶豆症）者，避免使用蠶豆症禁忌藥。

②妊娠期婦女，避免使用妊娠禁忌藥。

③兒童用藥可參考此成人方案，並根據臨床實際調整用藥。

④脾胃虛弱，易於腹瀉者，需減半量服用。

⑤中藥過敏者及正服用其他中藥者，不宜服用。

⑥正服用西藥者，請與西藥間隔一小時服用。

（三）非藥物預防

1. 穴位按摩

常用穴位：內關（雙側）、合谷（雙側）、胃脘、足三里（雙側）等。每穴操
作 3 至 5 分鐘。

2. 傳統功法

（1）八段錦。推薦每天一至兩次，練習時間 15 至 30 分鐘，按個人體質
狀況，以舒適為宜。

（2）太極拳。推薦每日一次，每次 15 至 30 分鐘為宜。

二、輕、中型臨床治療方案

（一）風寒傷表證

臨床表現：發熱或未發熱，乏力，頭痛，肢節痠痛，鼻塞聲重，或鼻癢噴嚏，
時流清涕，怕冷，輕咳，痰白。苔薄白而潤，脈浮緊。

治法：　　疏風解表，散寒解毒。

方藥：　　荊防敗毒散加減。

組成：　　荊芥 10g，防風 10g，柴胡 10g，桔梗 10g，羌活 5g，白芷
10g，茯苓 15g，苦杏仁 5g，黃芩 5g，蘇葉 10g，太子參 15g，
甘草 10g。

服法：　　以上為草藥用量，水煎 400ml，分兩次服用溫服，每日一劑，每
次半劑。顆粒劑請按草藥濃縮比例配發。

注意事項：①葡萄糖六磷酸去氫酵素缺乏症（蠶豆症）者，避免使用蠶豆症禁
忌藥。

②妊娠期婦女，避免使用妊娠禁忌藥。

③兒童用藥可參考此成人方案，並根據臨床實際調整用藥。

④脾胃虛弱，易於腹瀉者，需減半量服用。

⑤中藥過敏者及正服用其他中藥者，不宜服用。

⑥正服用西藥者，請與西藥間隔一小時服用。

（二）風熱犯衛證

臨床表現： 發熱或未發熱，微怕風，咽痛，頭痛，周身痠痛，乏力，輕咳少痰，口乾。舌質邊尖紅，苔薄或薄膩，脈浮數。

治法： 疏風解表，清熱解毒。

方藥： 銀翹散加減。

組成： 金銀花 10g，連翹 10g，桔梗 10g，蘆根 20g，荊芥穗 5g，苦杏仁 10g，薄荷 5g，黃芩 10g，浙貝母 10g，牛蒡子 10g，神曲 10g，甘草 5g。

服法： 以上為草藥用量，水煎 400ml，分兩次服用溫服，每日一劑，每次半劑。顆粒劑請按草藥濃縮比例配發。

注意事項： ①葡萄糖六磷酸去氫酵素缺乏症（蠶豆症）患者，避免使用蠶豆症禁忌藥。

②妊娠期婦女，避免使用妊娠禁忌藥。

③兒童用藥可參考此成人方案，並根據臨床實際調整用藥。

④脾胃虛弱，易於腹瀉者，需減半量服用。

⑤中藥過敏者及正服用其他中藥者，不宜服用。

⑥正服用西藥者，請與西藥間隔一小時服用。

（三）外感風寒，內傷濕滯證

臨床表現： 發熱惡寒，脘痞或脘腹疼痛，噁心嘔吐，腹瀉，頭痛，胸悶，情志不舒，不寐。舌質淡，苔白膩，脈濡。

治法： 解表化濕，理氣和中。

方藥： 藿香正氣散加減。

組成： 廣藿香 15g，白芷 5g，紫蘇葉 5g，茯苓 15g，薑半夏 10g，白朮 10g，陳皮 10g、厚朴 5g，神曲 10g，荊芥 5g，大棗 5g，炙甘草 5g。

服法： 以上為草藥用量，水煎 400ml，分兩次服用溫服，每日一劑，每次半劑。顆粒劑請按草藥濃縮比例配發。

注意事項： ①葡萄糖六磷酸去氫酵素缺乏症（蠶豆症）患者，避免使用蠶豆症

　　　　禁忌藥。

②妊娠期婦女，避免使用妊娠禁忌藥。

③兒童用藥可參考此成人方案，並根據臨床實際調整用藥。

④脾胃虛弱，易於腹瀉者，需減半量服用。

⑤中藥過敏者及正服用其他中藥者，不宜服用。

⑥正服用西藥者，請與西藥間隔一小時服用。

（四）風寒化熱挾濕證

臨床表現： 咳嗽，痰黏難咯，痰黃或結，或黃白相間；咽痛，口乾，頭痛，四肢乏力，伴有發熱惡寒或寒熱往來；身重，情志不舒，不寐。苔厚膩，脈數。

治法： 清熱解毒，止咳平喘。

方藥： 麻杏石甘湯加減。

組成： 麻黃 5g，苦杏仁 10g，生石膏 15g，黃芩 10g，前胡 10g，浙貝母 10g，桑白皮 10g，枇杷葉 10g，藿香 10g，陳皮 10g，桔梗 10g，甘草 10g。

煎服法： 以上為草藥用量，水煎 400ml，分兩次服用溫服；每日一劑，每次半劑。顆粒劑請按草藥濃縮比例配發。

注意事項： ①葡萄糖六磷酸去氫酵素缺乏症（蠶豆症）患者，避免使用蠶豆症禁忌藥。

②妊娠期婦女，避免使用妊娠禁忌藥。

③兒童用藥可參考此成人方案，並根據臨床實際調整用藥。

④脾胃虛弱，易於腹瀉者，需減半量服用。

⑤中藥過敏者及正服用其他中藥者，不宜服用。

⑥正服用西藥者，請與西藥間隔一小時服用。

（五）外寒內熱證

臨床表現： 咳嗽，痰黏、色黃，胸悶氣促，咽痛，口乾，咽喉瘙癢，頭痛、四

肢乏力，伴有發熱惡寒，鼻塞或鼻流清涕。苔厚膩，脈數。

治法：　　　清熱解毒，止咳平喘。

方藥：　　　麻杏石甘湯加減。

組成：　　　麻黃 5g，苦杏仁 10g，生石膏 15g，枇杷葉 10g，黃芩 10g，桑白皮 10g，魚腥草 15g，紫蘇葉 10g，玄參 10g，蘆根 10g，辛荑花 10g，瓜蔞仁 10g。

煎服法：　　以上為草藥用量，水煎 400ml，分兩次服用溫服，每日一劑，每次半劑。顆粒劑按草藥濃縮比例配發。

注意事項：　①葡萄糖六磷酸去氫酵素缺乏症（蠶豆症）患者，避免使用蠶豆症禁忌藥。

　　　　　　②妊娠期婦女，避免使用妊娠禁忌藥。

　　　　　　③兒童用藥可參考此成人方案，並根據臨床實際調整用藥。

　　　　　　④脾胃虛弱，易於腹瀉者，需減半量服用。

　　　　　　⑤中藥過敏者及正服用其他中藥者，不宜服用。

　　　　　　⑥正服用西藥者，請與西藥間隔一小時服用。

（六）治療前、後無症狀感染者

方藥：　　　桑菊飲加減。

治法：　　　疏散風熱，補氣健脾，潤肺補腎。

組成：　　　太子參 10g，黃芪 10g，防風 5g，菊花 10g，桑葉 10g，板藍根 10g，浙貝 5g，化橘紅 6g，薏苡仁 15g，百合 15g，山藥 15g，玉竹 10g。

煎服法：　　以上為草藥用量，水煎 400ml，分兩次服用溫服，每日一劑，每次半劑。顆粒劑請按草藥濃縮比例配發。

注意事項：　①葡萄糖六磷酸去氫酵素缺乏症（蠶豆症）患者，避免使用蠶豆症禁忌藥。

　　　　　　②妊娠期婦女，避免使用妊娠禁忌藥。

　　　　　　③兒童用藥可參考此成人方案，並根據臨床實際調整用藥。

　　　　　　④脾胃虛弱，易於腹瀉者，需減半量服用。

⑤中藥過敏者及正服用其他中藥者，不宜服用。

⑥正服用西藥者，請與西藥間隔一小時服用。

三、中醫康復方案

（一）臨床表現

臨床表現： 乏力，氣短，口乾，心悸，納差，低熱或不熱，汗多，乾咳，不寐。舌乾少津。

治法： 潤肺健脾，滋陰清熱。

組成： 黃芪 10g，西洋參 10g，炒白朮 10g，茯神 10g，陳皮 10g，桑葉 10g，北沙參 10g，浙貝母 5g，枇杷葉 10g，百合 10g，酸棗仁 10g，甘草 5g。

煎服法： 以上為草藥用量，水煎 400ml，分兩次服用溫服，每日一次，每次半劑。顆粒劑請按草藥濃縮比例配發。

注意事項： ①葡萄糖六磷酸去氫酵素缺乏症（蠶豆症）患者，請結合臨床調整。

②中藥過敏者及正服用其他中藥者，不宜服用。

③兒童、孕婦患者，請結合臨床調整。

④正服用西藥者，請與西藥間隔一小時服用。

（二）中醫適宜技術

1.艾灸療法

選取中脘、氣海、天樞（雙側）、內關（雙側）、足三里（雙側）等穴位。

2.穴位按摩

選取內關（雙側）、孔最（雙側）、膻中、足三里（雙側）等穴位。

3.拔罐療法

選取肺俞（雙側）、膈俞（雙側）、脾俞（雙側）、風門（雙側）等穴位。根據咳嗽、乏力等不同症狀選取穴位，留罐五至十分鐘，一週可以做兩到三次。

4. 耳穴按摩和壓豆

摩擦耳輪、提拉耳尖、下拉耳垂、鳴天鼓。耳穴壓豆常用支氣管、肺、內分泌、神門、枕、脾、胃、大腸、交感等。可選中藥王不留行籽取穴貼敷，每日用手指輕壓一至兩分鐘，每三天更換。皮膚破潰或皮膚過敏、瘢痕體質患者禁用。

（三）運動康復

新型冠狀病毒感染經過治療出院後，一些患者會出現呼吸功能、心臟功能、軀體功能以及心理功能障礙等方面問題，可採用適宜的運動促進全面康復。

運動康復包括體能鍛煉和呼吸訓練，患者出院後身體仍處於恢復階段，應循序漸進地開展運動康復。

1. 體能鍛煉

根據個人身體狀態及運動偏好，制訂以有氧運動為主的康復方案，如集調形、調息、調心為一體的傳統運動八段錦、太極拳、五禽戲等，也可行走、慢跑、騎自行車、游泳、健身操，以及在器械上完成的行走、踏車、划船等運動方式，增加身體各部肌力，改善平衡力和柔韌性。建議從低強度開始，逐步增大運動強度和時間。

2. 呼吸訓練

可進行六字訣等呼吸導引訓練、不同體位的呼吸操，同時輔以胸廓擴張運動和用力呼氣技術、腹式呼吸，縮唇呼吸訓練等以增加吸氣肌、膈肌力量以及胸廓活動度。

3. 早期鍛煉

建議早期即開展運動康復，同時根據患者的病情制訂個體化的康復方案，應遵循「循序漸進」原則，防止過度鍛煉導致「勞復」。另外，保證充足的睡眠，適當增加日照時間。

香港新型冠狀病毒感染中醫診療方案

香港浸會大學中醫抗疫醫療組

2022 年 3 月 27 日

（第二版）

新型冠狀病毒感染，屬於中醫學「疫病」範疇。病因為新冠疫毒，及香港的氣候濕熱，形成濕、熱、寒夾雜的「疫癘之氣」，侵襲人體，疫氣相傳，致使疫病流行。

新冠疫毒與「風、寒、暑、濕、燥、火」等六淫相合，外襲肌表，入於肺系，繼而化熱壅肺犯胃，甚或直中五臟六腑。病變部位主要在肺，涉及脾、胃、腎，病機特點為「濕、熱、疫毒、瘀、虛」。香港的病證特點「疫毒夾濕熱」為主。

我們根據香港浸會大學同事治療香港新型冠狀病毒感染病人的實際臨床情況的變化，結合香港業界的經驗，參考中國國家衛生健康委員會和中國國家中醫藥管理局聯合發佈的《新型冠狀病毒肺炎診療方案（試行第九版）》和中國各地方的診療方案，針對易感人群、密切接觸者、居家隔離人士、輕型和普通型感染患者及康復期患者，對《香港新型冠狀病毒感染中醫治療方案（香港浸會大學試行第一版）》相關內容進行修訂，形成《香港新型冠狀病毒感染中醫治療方案（香港浸會大學試行第二版）》，規範香港浸會大學的臨床診療，同時也可供業界參考運用。

臨床使用中，中醫師須根據患者的實際情況進行調整。我們也將根據香港病人的總體情況的變化，更新相應的方案。

一、輕型、普通型治療方案

輕型及普通型是指新型冠狀病毒感染者具有發熱、呼吸道臨床症狀，有或

無影像學肺炎表現，但尚無呼吸困難、氣促（呼吸頻率不低於 30 次 / 分）等臨床表現，且靜息狀態下吸入空氣時血氧飽和度不低於 94%。

（一）濕毒鬱肺困脾證（邪犯太陰）

臨床表現： 惡寒發熱或低熱，身熱不揚，倦怠乏力，頭痛，周身痠痛，鼻流清涕，咳嗽，咯痰，胸悶，脘痞或脘腹疼痛，噁心，嘔吐，納呆，腹瀉便溏或大便黏膩不爽。舌質淡胖有齒痕或淡紅，苔白厚腐膩或白膩，脈濡或滑。

治法： 解表化濕，理氣宣肺。

方藥： 藿香正氣散合麻杏薏甘湯（方 A）。

組成： 廣藿香 15g，蒼朮 10g，紫蘇葉 10g，杏仁 10g，茯苓 15g，厚朴 10g，草果 10g，生薑 5g，麻黃 6g，生薏仁 30g，大腹皮 10g，黃芩 8g。

煎服方法： 以上為草藥用量，顆粒劑按草藥濃縮比例配發，每日服用兩次，每次一包，服用五天，共十包。

可選用中成藥： 金花清感顆粒、連花清瘟膠囊（顆粒）、藿香正氣膠囊或片劑。

（二）風熱夾濕毒犯肺證

臨床表現： 惡寒，發熱或未發熱，頭痛，周身痠痛，流涕，咽痛，乏力或伴有胸悶脘痞，無汗或汗出不暢，舌淡紅，或舌質邊尖紅，苔薄或薄膩，脈浮數。

治法： 疏風解表，清熱解毒。

方藥： 銀翹散加減（方 B）。

組成： 金銀花 15g，連翹 15g，桔梗 15g，蘆根 20g，荊芥穗 5g，前胡 10g，黃芩 10g，牛蒡子 10g，甘草 5g，藿香 10g，綿茵陳 15g，車前草 12g。

煎服方法： 以上為草藥用量，顆粒劑按草藥濃縮比例配發，每日服用兩次，每次一包，服用五天，共十包。
G6PD 患者去金銀花、黃芩，加桑白皮 15g。

(三)風寒化熱挾濕證

臨床表現： 咳嗽，痰黏難咯，痰黃或結，或黃白相間，咽痛，口乾、頭痛、四
　　　　　　肢乏力，伴有發熱惡寒，身重，情志不舒，不寐。苔厚膩，脈數。

治法： 　　清熱解毒，止咳平喘。

方藥： 　　麻杏石甘湯加減。

組成： 　　麻黃 5g，苦杏仁 10g，生石膏 15g，黃芩 10g，前胡 10g，浙貝
　　　　　　母 10g，桑白皮 10g，枇杷葉 10g，藿香 10g，陳皮 10g，桔梗
　　　　　　10g，甘草 10 g。

煎服方法： 以上為草藥用量，顆粒劑按草藥濃縮比例配發，每日服用兩次，每
　　　　　　次一包，服用五天，共十包。

(四)疫毒閉肺，痰熱內結證

臨床表現： 發熱，咳嗽，痰黏難咯，痰黃或黃白相間，憋悶氣促，咽痛，口
　　　　　　乾，頭痛，乏力，身重。便秘不暢或大便乾。舌紅，苔黃或白厚
　　　　　　膩，脈滑數或弦滑。

治法： 　　清熱解毒，止咳平喘。

方藥： 　　化濕敗毒方加減（依據三方變化）（方 C1）。

組成： 　　麻黃 5g，苦杏仁 10g，生石膏 15g，黃芩 10g，前胡 10g，浙貝
　　　　　　母 10g，桑白皮 10g，玄參 10g，蘆根 20g，馬鞭草 15g，藿香
　　　　　　10g，桔梗 15g，生甘草 10g。

加減： 　　便秘加大黃 3 g、葶藶子 9 g。（方 C2）

煎服方法： 以上為草藥用量，顆粒劑按草藥濃縮比例配發，每日服用兩次，每
　　　　　　次一包，服用五天，共十包。
　　　　　　G6PD 患者去黃芩，加桑白皮 15g。

(五)後期

後期是指臨床病證逐步減退，但未消失，病毒檢測可能是陽性或者陰性。

1.肺氣不宣，濕濁內阻證

臨床表現： 咳嗽，偶有白痰，神疲乏力，納差，眠差，大便溏，無發熱惡寒，無汗出，無其他不適，舌質淡，苔微膩，脈細弱。

治法： 宣肺止咳，健脾祛濕。

方藥： 運脾止嗽湯（D1）。

組成： 桔梗 10g，紫菀 10g，百部 5g，白前 10g，浙貝母 10g，陳皮 10g，法半夏 10g，茯苓 15g，炙甘草 10g，太子參 15g，龍骨 15g，炒枳殼 10g，神曲 10g。

煎服方法： 以上為草藥用量，顆粒劑按草藥濃縮比例配發，每日服用兩次，每次一包，服用五天，共十包。

2. 肺陰虧虛證

臨床表現： 咳嗽，少痰或無痰，口燥咽乾，納差，眩暈失眠，潮熱盜汗，五心煩熱，尿少色黃，大便乾結，無發熱惡寒，無汗出，無其他不適，舌紅少苔，脈細數。

治法： 宣肺止咳，健脾祛濕。

方藥： 止嗽滋陰湯（D2）。

組成： 桔梗 10g，紫菀 10g，百部 5g，白前 10g，浙貝母 10g，陳皮 10g，法半夏 10g，茯苓 15g，玉竹 10g，沙參 20g，麥冬 10g，神曲 10g，炙甘草 10g。

煎服方法： 1. 以上為草藥用量，顆粒劑按草藥濃縮比例配發，每日服用兩次，每次一包，服用五天，共十包。2. 以上為草藥用量，水煎 400ml，分兩次服用溫服，每日一次，每次半劑。顆粒劑請按草藥濃縮比例配發。

注意事項： ①葡萄糖六磷酸去氫酵素缺乏症（蠶豆症）患者，避免使用蠶豆症禁忌藥。

②高血壓及心律失常的老年患者慎用麻黃等溫性中藥。

③老年人服藥注意慢服，切勿吞咽過快，防止嗆咳。

④脾胃虛弱，易於腹瀉者，需減半量服用。。

⑤中藥過敏者及正服用其他中藥者，不宜服用。

⑥正服用西藥者，請與西藥間隔一小時服用。

二、中成藥使用說明

藿香正氣膠囊（丸、水、口服液），金花清感顆粒，連花清瘟膠囊是國家藥監局批准並在香港註冊的中成藥，使用建議請遵從藥物說明指導。簡略說明如下：

（一）藿香正氣膠囊（丸、水、口服液）

適應證：乏力，頭痛，伴腹脹、噁心嘔吐、腹瀉等胃腸道不適，胃納差。

（二）金花清感顆粒

適應證：乏力，發熱　，惡寒輕或不惡寒，咽乾，咽痛，鼻塞流涕，咳嗽，大便正常。

（三）連花清瘟膠囊（顆粒）

適應證：乏力，發熱或高熱，惡寒，肌肉痠痛，頭痛，鼻塞流涕，咳嗽，咽乾，咽痛，大便乾結。

三、中醫康復方案

（一）中藥康復

臨床表現： 乏力，氣短，口乾，心悸，低熱或不熱，汗多，乾咳，納差，不寐。舌乾少津。

治法： 潤肺健脾，滋陰清熱。

方藥： 康復方。

組成： 紅參 5g，西洋參 10g，丹參 20g，田七 5g，浙貝母 5g，五味子10g。

若合併脾肺氣虛為主，加黃芪六君子湯；若合併肺胃陰虛證，合沙參麥冬湯湯。

煎服方法： 以上為草藥用量，水煎 400ml，分兩次服用溫服，每日一次，每次半劑。顆粒劑請按草藥濃縮比例配發。

注意事項： ①葡萄糖六磷酸去氫酵素缺乏症（蠶豆症）患者，避免使用蠶豆症禁忌藥。

②高血壓及心律失常的老年患者慎用麻黃等溫性中藥。

③老年人服藥注意慢服，切勿吞咽過快，防止嗆咳。

④脾胃虛弱，易於腹瀉者，需減半量服用。

⑤中藥過敏者及正服用其他中藥者，不宜服用。

⑥正服用西藥者，請與西藥間隔一小時服用。

（二）中醫適宜技術

1. 艾灸療法

選取中脘、氣海、天樞（雙側）、內關（雙側）、足三里（雙側）等穴位。

2. 穴位按摩

選取內關（雙側）、孔最（雙側）、膻中、足三里（雙側）等穴位。

3. 拔罐療法

選取肺俞（雙側）、膈俞（雙側）、脾俞（雙側）、風門（雙側）等穴位。根據咳嗽、乏力等不同症狀選取穴位，留罐五至十分鐘，一週可以做兩到三次。

4. 耳穴按摩和壓豆

摩擦耳輪、提拉耳尖、下拉耳垂、鳴天鼓。耳穴壓豆常用支氣管、肺、內分泌、神門、枕、脾、胃、大腸、交感等。可選中藥王不留行籽取穴貼敷，每日用手指輕壓一至兩分鐘，每三天更換。皮膚破潰或皮膚過敏、瘢痕體質患者禁用。

（三）運動康復

新型冠狀病毒感染經過治療出院後，一些患者會出現呼吸功能、心臟功能、軀體功能以及心理功能障礙等方面問題，可採用適宜的運動促進全面康復。

運動康復包括體能鍛煉和呼吸訓練，患者出院後身體仍處於恢復階段，應循序漸進地開展運動康復。

1. 體能鍛練

根據個人身體狀態及運動偏好，制訂以有氧運動為主的康復方案，如集調形、調息、調心為一體的傳統運動八段錦、太極拳、五禽戲等，也可行走、慢跑、騎自行車、游泳、健身操，以及在器械上完成的行走、踏車、划船等運動方式，增加身體各部肌力，改善平衡力和柔韌性。建議從低強度開始，逐步增大運動強度和時間。

2. 呼吸訓練

可進行六字訣等呼吸導引訓練、不同體位的呼吸操，同時輔以胸廓擴張運動和腹式呼吸、用力呼氣訓練、放鬆呼氣訓練、縮唇呼吸訓練等以增加吸氣肌、膈肌力量以及胸廓活動度。

3. 早期鍛練

建議早期即開展運動康復，同時根據患者的病情制訂個體化的康復方案，應遵循「循序漸進」原則，防止過度鍛煉導致「勞復」。另外，保證充足的睡眠，適當增加日照時間。

香港新型冠狀病毒病中醫診療方案形成及修訂說明

香港第五波疫情形勢嚴峻，我們在認真研究德爾塔、奧密克戎等變異毒株傳播特點和病例特徵，深入分析相關研究成果的基礎上形成了診療方案。現對方案的形成過程和修訂過程進行簡單回顧和說明。

一、成立專家組

自香港第五波疫情爆發伊始，我們內部就成立了專家小組，積極探討新型冠狀病毒病的中醫藥防治。隨着疫情日益嚴峻，我們於 2022 年 2 月上旬，與香港大學、香港中文大學以及香港業界的多位專家，並和內地張伯禮院士、張忠德教授、劉清泉教授、唐旭東教授、方祝元教授等，成立香港新型冠狀病毒肺炎中醫藥指導委員會，研究制定香港新型冠狀病毒病中醫診療方案。

二、制定《香港新型冠狀病毒感染輕、中型中醫診療方案（第一版）》

專家組充分追蹤各地研究進展，結合香港實際情況、專家臨床實踐以及內地治療經驗和古今醫家疫病治療經驗，經過反覆研討，2022 年 2 月 18 日初步形成《香港新型冠狀病毒感染輕型、普通型中醫診療方案（討論稿）》，並應用於臨床。

經過香港浸會大學和香港業界，在臨床近兩週的視像網診的應用回饋，考慮香港實際，於 3 月 1 日形成《香港新型冠狀病毒感染輕、中型中醫診療方案（第一版）》。具有以下特點：

一、考慮香港臨床實際，病情嚴重度診斷參考了世界衛生組織《療法與

2019 冠狀病毒病：動態指南》（2021 年 12 月 7 日版本），適用於大規模的臨床病例診斷。

二、病機以新冠疫毒為主，結合六淫病因、香港季節氣候地理特點和體質特徵，以及臨床第一手資料的初步分析，形成對香港新型冠狀病毒感染疾病的中醫認識。

三、考慮臨床人群的普遍性、多樣性和複雜性，選方經典，組方嚴謹，用藥精煉，藥性輕清，藥食同源。組方選藥具有毒副作用少、藥味簡、劑量小、功效專、力量宏的特點。

三、修訂形成《香港新型冠狀病毒感染中醫診療方案（第二版）》

經過兩萬餘例患者的臨床應用，根據臨床一線醫師回饋和對臨床病例的數理統計和分析，專家組對《香港新型冠狀病毒感染輕、中型中醫診療方案（第一版）》方案進行了修訂，2022 年 3 月 27 日，形成《香港新型冠狀病毒感染中醫診療方案（第二版）》。說明如下：

一、疫情有所回落，轉陰患者以及新冠後遺症患者逐漸增多，所以方案名稱改為《香港新型冠狀病毒感染中醫診療方案（第二版）》，診斷分型與國家方案接軌。

二、增加了對於 G6PD 患者的治療方案。

三、注重辨證論治、側重個體化治療，着重基本方基礎上的藥物加減。

四、增加了補益方藥配伍應用。

第二版方案，單單在浸會大學臨床應用就有兩萬多例患者。從統計來看，效果很好，轉陰時間和症狀緩解都比較理想。我們在啟德病房應用效果也比較理想。

香港新型冠狀病毒肺炎
中醫藥指導委員會名單

組長

張伯禮

副組長

卞兆祥　仝小林　劉清泉　張忠德　唐旭東

方祝元　林志秀　馮奕斌　陳永光　馮　玖

學術秘書

彭　波

成員

李　敏　孫　鋒　陳　偉　王永欽　彭　波

劉　鑫　劉宇龍　徐　凱　羅　翌　梁　晶

香港浸會大學
中醫抗疫醫療組

組長

卞兆祥

成員

彭　波　張振海　王穎詩　金維軒　鄧曉濤　王海棋　黃樂彤　吳杏瑤

謝朵麗　張嘉玲　羅景元　張學斌　李晋豪　周浩欣　陳家苗

參考文獻

學術著作及期刊

Bian Z. X.. "Novel Insights about the Mechanism of Visceral Hypersensitivity in Maternally Separated Rats. " *Neurogastroent & Motil*, 2012, 24(7): 593-6.

Hawker G. A.. "Osteoarthritis is a Serious Disease." *Clinical and Experimental Rheumatology*, 2019, 37 Supp l120(5): 3-6.

Kai Huang, Pan Zhang, Zhenghao Zhang, JiYoun Youn, Chen Wang, Hong chun Zhang, Hua Cai. "Traditional Chinese Medicine（TCM）in the Treatment of COVID-19 and Other Viral Infections: Efficacies and Mechanisms." *Pharmacology&Therapeutics*, Volume 225, 2021, 107843, ISSN0 163-7258.

卞兆祥：〈異病同治辨——兼論辨證必須與辨病相結合〉，《陝西中醫》，1991，12（6）：261-262。

卞兆祥：〈香港中醫藥醫療服務及臨床科研發展：現狀與展望〉，《中國中西醫結合雜誌》，2017，37（6）：654-656。

曹彭凱，王曉猛，白偉俠等：〈《骨關節炎診療指南炎》解讀〉，《河北醫科大學學報》，2018，39（11）：1241-1243。

陳曉：〈中西藥配伍禁忌探討〉，《世界最新醫學資訊文摘》，2018，18（27）：61-62。

范淑華，陳寶珠，鄭光儒：〈下肢深部靜脉血栓形成的中西醫結合治療及護理對策〉，《國際護理學雜誌》，2006，25（6）：446-449。

國家重點研發項目課題組，中國老年醫學學會醫養結合促進委員會：〈高齡老年共病患者多重用藥安全性管理專家共識〉，《中華保健醫學雜誌》，2021，23（5）：548-554。

林永勤：〈社區老年患者誤吸的原因及預防護理進展〉，《中華全科醫學》，2011，9（12）：1949-1950。

劉揚：〈老年人體質特點研究概述〉，《中國現代藥物應用》，2014，8（7）：248。

婁玉鈐：《中醫風濕病學》。北京：人民衛生出版社，2010：171。

彭波：〈香港地區新型冠狀病毒肺炎中醫疾病歸屬及辨證方法〉，《香港中醫雜誌》，2020，15（2）：12-15。

秦彥，梅曉雲：〈老年人體質特點與老年病關係研究概述〉，《南京中醫藥大學學報》，2007，23（2）：131-134。

唐志芳：〈臨床常用西藥與中藥的配伍禁忌〉，《中國藥》，2016，19（10）：1946-1948。doi：10.19335/j.cnki.2096-1219.2021.07.057.

王麗娜：〈老年糖尿病低血糖反應的常見原因分析和護理〉，《糖尿病新世界》，2014，20（21）：61。

王艷威，季傑，何昌生等：〈蒿芩清膽湯治療肺炎發熱濕熱內鬱證的臨床觀察〉，《中國醫藥科

學》，2016，6（11）：59-61。

王英，陳久明：〈老年住院患者跌倒原因分析與綜合管理措施〉，《世界最新醫學信息文摘》，2017，17（94）：115-116。

文慶，田侃，陸超，王聖鳴：〈中醫藥介入新冠肺炎的防治及啟示〉，《南京醫科大學學報（社會科學版）》，2021，21（02）：149-153。

許士海，宋奇，王進，單愛軍：〈急性尿瀦留的診斷與治療進展〉，《全科護理》，2017，15(36)：4502-4505。

徐祖豫：〈老年期與老年病的特點〉，《中國康復理論與實踐》，2002，8（8）：449-442。

楊培謙：〈老年男性急性尿瀦留〉，《中國臨床醫生雜誌》，2006，34（11）：3-5。

楊濤，鄧虎，陳彩麗等：〈蒿芩清膽湯之證治特點淺析〉，《世界中西醫結合雜誌》，2015，10（3）：308-310。

楊永惠、趙樂文：〈深部靜脉血栓診斷與治療的研究進展〉，《青島醫藥》，2000，32（5）：360-361。

張金玲，陳匡：〈不明原因發熱驗案 1 則〉，《內蒙古中醫藥》，2018，37（10）：53-54。

張善紅，朱寧：〈老年病人特點與老年病人診療的思考〉，《醫學與哲學》，2017，38（8A）：15-18。

張曉平，王艷珊：〈蒿芩清膽湯治療社區老年獲得性肺炎（濕熱內閉證）臨床研究〉，《智慧健康》，2021（07）：169-171。doi：10.19335/j.cnki.2096-1219.2021.07.057.

鄭沁鈊，黃慧玲，曾茂貴，游鵬程：〈中醫藥對新冠肺炎療效的系統評價〉，《海峽藥學》，2021，33（11）：129-136。

鄭月仙：〈食管癌患者食物梗阻食管的原因及對策〉，《護理與康復》，2007，6（4）：266-267。

中國老年保健醫學研究會老年內分泌與代謝分會，中國毒理學會毒理專業委員會：〈老年人多重用藥安全管理專家共識〉，《中國全科醫學》，2018，21（29）：3533-3544。

中華醫學會糖尿病學分會：〈中國 2 型糖尿病防治指南（2020 年版）（下）〉，《中國實用內科雜誌》，2021，41（9）：757-783。

網站

香港中醫藥管理委員會網

香港政府同心抗疫網

國家中醫藥管理局網

世界衛生組織網

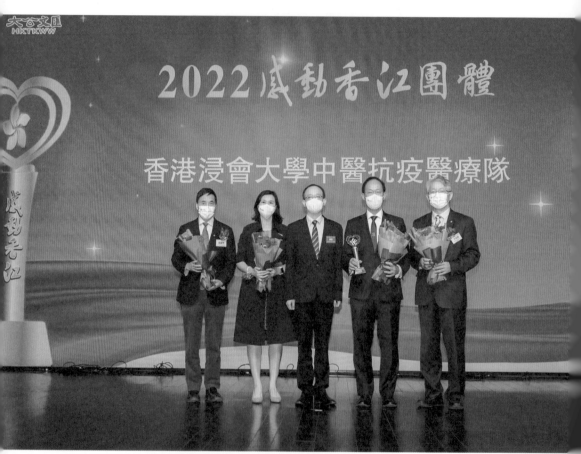

香港浸會大學中醫抗疫團隊獲選「2022 感動香江團體」

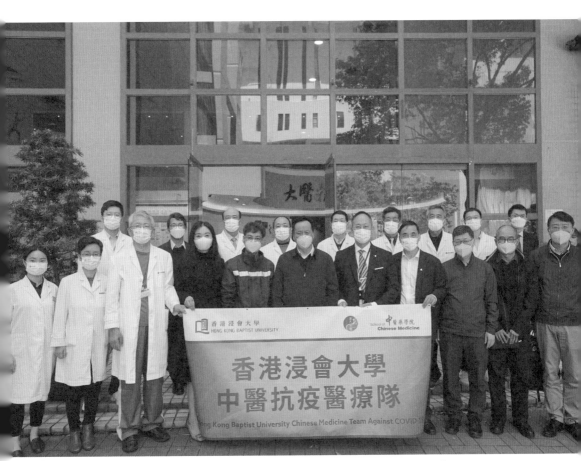

2022 年 4 月 3 日中央政府援港抗疫中醫專家組到訪香港浸會大學指導抗疫工作

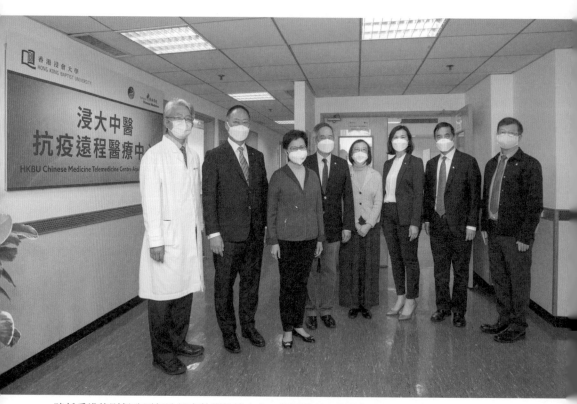

時任香港特別行政區行政長官林鄭月娥女士，聯同時任食物及衞生局局長陳肇始教授一行，於2022年3月12日到訪「浸大中醫抗疫遠程醫療中心」。

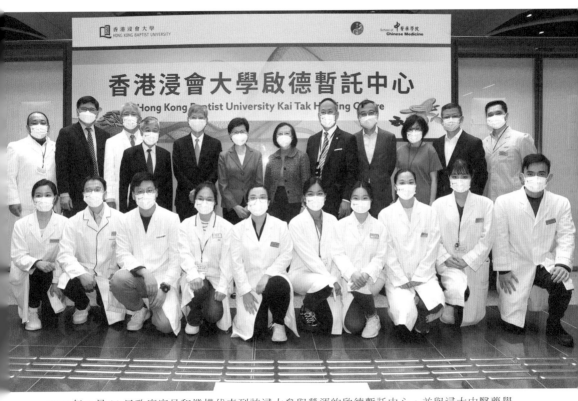

2022 年 3 月 30 日政府官員和機構代表到訪浸大參與營運的啟德暫託中心，並與浸大中醫藥學院的醫療隊伍合照。

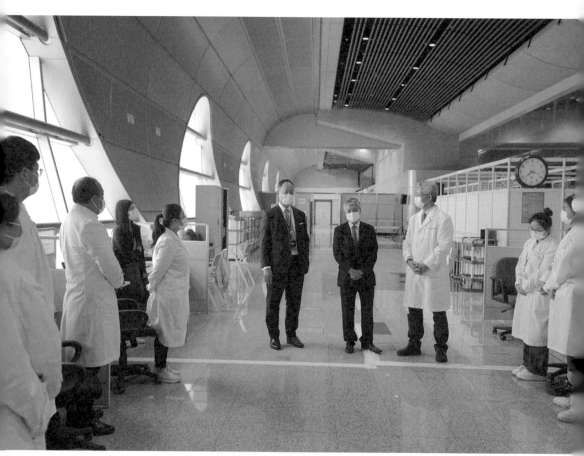

浸大校董會暨諮議會副主席潘偉賢先生及校長衞炳江教授給一線的浸大抗疫團隊打氣

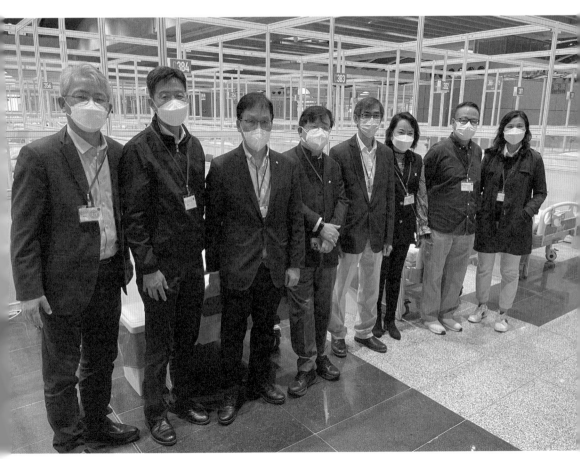

浸大主管人員齊集為開展啟德暫託中心予以支持和鼓勵

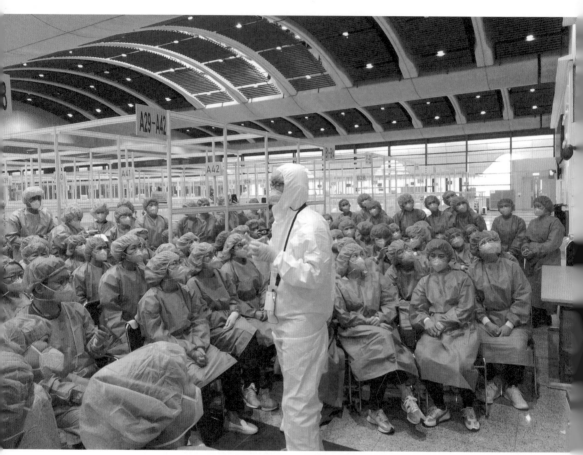

卞兆祥教授為護理人員講授中醫科普知識，也為促進醫護合作奠定基礎。

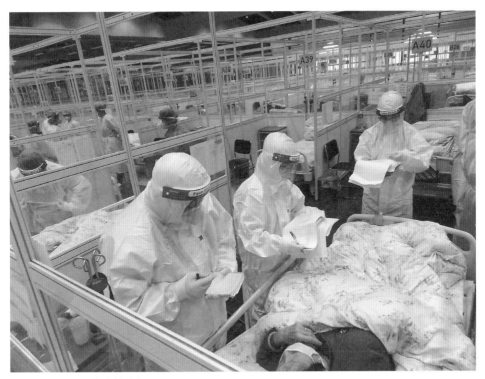

彭波博士為患者辨證論治

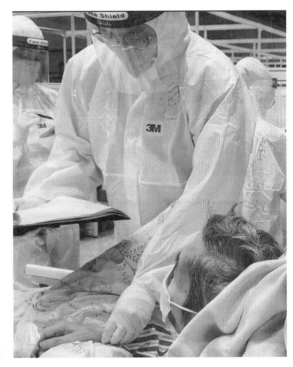

張振海醫師為患者把脈